DE LA CONNAISSANCE

DU

TEMPÉRAMENT,

PEINTURE FIDÈLE

DES ÉTATS SANGUIN, NERVEUX, BILIEUX ET GLAIREUX,

COMME PRINCIPES DE TOUTES MALADIES.

Signes auxquels chacun reconnaîtra facilement si les maux qu'il éprouve, sont causés par le Sang, l'Humeur ou les Nerfs ; les dispositions à l'Apoplexie, l'Hydropisie et la Pulmonie ; Effets et dangers de la Constipation ; Moyens de combattre ces divers états ; Préceptes pour augmenter ou diminuer l'Embonpoint. Signes qui annoncent une bonne constitution et les probabilités d'une longue vie.

Nosce te ipsum.

TROISIÈME ÉDITION,
Revue, corrigée et augmentée.

PAR LE DOCTEUR D*** CH.,

Médecin de la Faculté de Paris, de feu LL. AA. SS. le Prince et la Princesse L. de Condé ; ex-médecin interne de l'Hôtel-Dieu et de l'Hôpital des Enfans-malades de Paris ; ex-professeur de Physiologie et d'Hygiène ; ancien membre de l'École-Pratique, de la Société Anatomique ; Associé correspondant de plusieurs Académies savantes, nationales et étrangères ; Membre de différentes Institutions philantropiques ; Auteur de divers Mémoires sur des sujets de Médecine-pratique, etc.

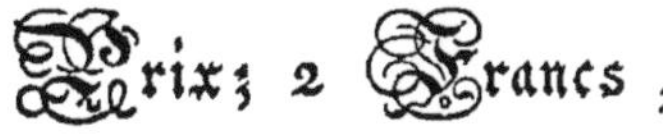

Prix ; 2 Francs,

A PARIS.

L'AUTEUR, rue Neuve-des-Petits-Champs, N° 39.

1828.

DE LA CONNAISSANCE

DU

TEMPÉRAMENT.

IMPRIMERIE DE CHASSAIGNON, RUE GIT-LE-COEUR, Nᵒ 7.

DE LA CONNAISSANCE

DU

TEMPÉRAMENT.

PEINTURE FIDÈLE

DES ÉTATS SANGUIN, NERVEUX, BILIEUX ET GLAIREUX,

COMME PRINCIPES DE TOUTES MALADIES.

Signes auxquels chacun reconnaîtra facilement si les maux qu'il éprouve, sont causés par le Sang, l'Humeur ou les Nerfs; les dispositions à l'Apoplexie, l'Hydropisie et la Pulmonie; Effets et dangers de la Constipation; Moyens de combattre ces divers états; Préceptes pour augmenter ou diminuer l'Embonpoint. Signes qui annoncent une bonne constitution et les probabilités d'une longue vie.

Nosce te ipsum

TROISIÈME ÉDITION,
Revue, corrigée et augmentée.

PAR LE DOCTEUR D*** CH.,

MÉDECIN DE LA FACULTÉ DE PARIS; DE FEU LL. AA. SS. LE PRINCE ET LA PRINCESSE L. DE CONDÉ, EX-MÉDECIN INTERNE DE L'HOTEL-DIEU ET DE L'HOPITAL DES ENFANS MALADES DE PARIS; EX-PROFESSEUR DE PHYSIOLOGIE ET D'HYGIENE, ANCIEN MEMBRE DE L'ÉCOLE PRATIQUE, DE LA SOCIÉTÉ ANATOMIQUE, ASSOCIÉ CORRESPONDANT DE PLUSIEURS ACADÉMIES SAVANTES, NATIONALES ET ÉTRANGÈRES, MEMBRE DE DIFFÉRENTES INSTITUTIONS PHILANTROPIQUES, AUTEUR DE DIVERS MÉMOIRES SUR DES SUJETS DE MÉDECINE PRATIQUE, ETC.

Prix; 2 Francs,

A PARIS.

L'AUTEUR, rue Neuve-des-Petits-Champs, N° 39;
DENTU NAY, libraire, au Palais-Royal;
A LA LIBRAIRIE UNIVERSELLE, rue Vivienne, N° 2, bis.
et chez les principaux libraires.

1828.

A LA MÉMOIRE

Du Professeur

HALLÉ.

Respect et Reconnaissance.

TABLE DES MATIÈRES.

---

(1) Les **PILULES INDIENNES** se trouvent à Paris, à la Pharmacie Colbert, *Galerie Colbert.*

INTRODUCTION.

Le Médecin ne doit pas faire un secret de son art; il doit au public le fruit péniblement acquis de son expérience. Les sciences sont un patrimoine commun dans lequel chacun a le droit de prendre sa part; le peuple devient tous les jours plus instruit; la jeunesse est avide de lumières; les gens du monde sont beaucoup moins imbus d'erreurs et de préjugés qu'autrefois; les femmes dont l'éducation est plus soignée, ont un tact exquis; l'on ne confond plus la livrée du charlatanisme et de l'ignorance avec le cachet de la vérité et du savoir, et la vraie noblesse est dans le mérite (1).

On n'a jamais autant popularisé la science médicale, mais a-t-on bien atteint jusqu'à présent le but qu'on aurait dû se proposer pour être réellement utile? Les ouvrages d'hygiène sont infiniment précieux, mais à peine les lit-on : on jouit de la santé sans y faire attention ; on n'en sent tout le prix que quand on l'a

---

(1) Grâce à la philantropie active et éclairée du digne magistrat qui veille à la sûreté publique, on réprimera enfin les abus qui se commettent journellement dans l'exercice illégal de l'art de guérir.

perdue. Quant à certains Manuels de médecine domestique, ne sont-ils pas autant d'armes meurtrières dans la main de celui qui les touche ? Du moment qu'il est malade, l'homme conserve-t-il toujours la plénitude entière de ses facultés morales et le discernement nécessaire pour se connaître et se traiter lui-même ; lorsqu'avec une instruction profonde, le Médecin le plus heureusement organisé, craint quelquefois de ne pas trouver suffisamment de ressources en ses lumières, pour interroger tous les symptômes d'une maladie ; il sait douter à propos : l'ignorant seul ne doute de rien. Le seul genre d'écrit médical qu'on puisse donc sans inconvénient mettre entre les mains du public, est celui qui se rattache à la médecine préservatrice, en faisant connaître à chacun ses dispositions maladives dominantes, d'après son tempérament. Celui-ci ne conviendra alors ni aux personnes en parfaite santé, ni aux personnes malades ; mais il sera recherché par toutes celles menacées de le devenir. Dès qu'une maladie se déclare, consultez un médecin, celui qui vous sera désigné, ou que vous aurez jugé comme possédant éminemment le coup d'œil, le tact médical, cette qualité précieuse et rare, cet heureux don de la nature que perfectionnent l'étude et la connaissance profonde des tempéramens. Nous nous occupons à ce sujet d'un travail étendu dans lequel nous développons les idées émises dans une dissertation que nous avons soutenue devant l'illustre Faculté de médecine de Paris de *glorieuse mémoire* (1), et dans laquelle nous nous sommes attaché à démontrer que toutes les maladies organiques impriment sur la face un cachet, un caractère particulier d'après lequel tout Médecin doué d'une certaine sagacité, peut établir son diagnostic sur la nature et le véritable siége de ces affections; cet ouvrage in-4°. accompagné de planches, dont le luxe répondra à l'importance du sujet, sera le *Lavater* de l'homme malade.

Nous ferons connaître dans celui-ci toutes les ressources que la médecine trouve dans l'emploi méthodique et raisonné des Pilules, dites PILULES INDIENNES, dont les effets purgatifs sont démontrés plus certains que ceux que l'on attend de beaucoup d'autres, administrées dans les mêmes circonstances. Nous croyons avoir eu une idée heureuse, en renfer

----

(1) L'estime publique désigne suffisamment pour nous dispenser de les nommer, ceux des professeurs de la nouvelle Faculté, appelés à soutenir la célébrité des chaires qu'ils occupent.

mant dans un seul cadre les signes et symptômes des maladies; les rapportant à quatre *états* principaux, sous les noms d'états *Sanguin*, *Nerveux*, *Bilieux* et *Glaireux*, comme étant le principe de la majeure partie des maux qui affligent l'espèce humaine; nous en ferons autant de peintures fidèles, dans lesquelles chacun reconnaîtra facilement la disposition maladive de son tempérament, représentée par la prédominance de l'un de ces quatre états; ce qui nous paraît infiniment préférable à l'obligation de compulser souvent un manuel, ou même un ouvrage complet de médecine pour rencontrer une description qui ressemble plus ou moins aux symptômes du mal dont on est, ou dont on se croit atteint. Il est incontestable qu'en fait de médecine-pratique, c'est un des plus sûrs moyens d'éviter toute erreur dans les cas difficiles et obscurs, que de se rattacher à étudier lequel de ces états prédomine dans le tempérament ou dans la situation actuelle du malade. Nous ne craignons pas d'avancer que plus on a compliqué la classification et la division des maladies, et plus on a rendu difficile et incertaine l'étude de leur origine et de leur traitement.

Nous dirons avec franchise ce que nous pensons des

états appelés vulgairement *humeur noire* ou *mélanco-lique*, et *humeur laiteuse* ou *lait répandu*. Si notre manière de voir blesse certains esprits qui nient les ravages causés par le lait transporté dans le torrent de la circulation, nous recevrons bien volontiers leurs attaques directes et nominatives ; et tout en déclarant ne pas avoir eu la prétention (du moins pour le moment) d'écrire pour le monde médical ; nous entrerons avec plaisir dans la lice avec des hommes d'un mérite reconnu, et nous repousserons avec dédain les attaques suscitées par la malveillance ou l'ignorance. Si l'on nous demande de prouver que les élémens du lait existent en nature dans des vaisseaux qui ne doivent pas le recevoir, nous exprimerons combien nous desirons que l'on nous prouve qu'ils n'y existent pas ; nous invoquerons provisoirement des autorités puissantes, telles que celles des PORTAL, des ALIBERT, des HALLÉ, des TISSOT, etc.

Il nous a paru aussi très-important de faire connaître les signes qui annoncent les dispositions à l'apoplexie, l'hydropisie et la pulmonie ; affections qui deviennent tous les jours plus communes ; d'indiquer les effets et les dangers de la constipation, ainsi que les moyens simples et faciles de combattre ces divers états.

Nous exposerons d'une manière beaucoup plus dé-
taillée qu'on ne l'a fait jusqu'à présent, tous les symptômes qui annoncent la présence des vers, et nous
terminerons par l'exposé de quelques préceptes qui
ne seront pas sans intérêt pour les personnes avides
de connaître les moyens de diminuer ou d'augmenter
l'embonpoint. Comme dans tous les genres de pein-
ture les effets naissent des oppositions, nous avons
cru devoir faire précéder notre travail par l'ensemble
de tous les signes qui annoncent une bonne constitution, les probabilités d'une longue vie, et par une es-
quisse rapide des tempéramens : on y reconnaîtra
la plume élégante et facile de l'illustre auteur de la
physiologie des passions.

En mentionnant les PILULES INDIENNES, nous ne leur attribuons
pas de vertus spécifiques : notre profession de foi est que nous n'en
reconnaissons pas en médecine : nous préconisons l'emploi de ces PI-
LULES, affirmant que de tous les moyens employés dans les circonstances où il convient d'exciter le tube intestinal, aucune autre prépara-
tion ne réussit aussi bien.

DE LA CONNAISSANCE

DU

TEMPÉRAMENT.

SIGNES QUI ANNONCENT
UNE BONNE CONSTITUTION;
PROBABILITÉS D'UNE LONGUE VIE.

LA première et la plus importante des conditions est d'avoir un bon estomac : l'estomac, disait *Bacon*, est comme le chef de la famille, formée par les membres du corps humain; si le chef est en état de souffrance, le reste de la famille ne peut prospérer. On reconnaît cette disposition favorable, dit *Hufeland*, à la manière dont les organes remplissent leurs fonctions. La digestion ne doit pas être précipitée, mais régulière; l'appétit doit correspondre aux besoins des alimens et ne pas dépendre d'une irritation locale et accidentelle : l'estomac doit digérer sans peine les diverses substances qu'on lui confie, mais avec une facilité proportionnée à leur nature; la digestion ne doit en général s'accompagner ni de dégagement de gaz, ni de rapports acides ou nidoreux. Les excrémens doivent être moulés et d'une certaine consistance, et les garde-robes avoir lieu assez régulièrement toutes les vingt-quatre heures. L'on se prête facilement à toutes sortes de régimes alimentaires, à changer l'heure des repas et en général toutes ses habitudes sans en souffrir.

La bouche habituellement pâteuse le matin, ou même infecte ainsi que l'haleine, n'est pas une présomption favorable pour le bon état de l'estomac : *L'usage d'une ou de deux Pilules indiennes à chaque repas, convient alors parfaitement.* La conservation des dents et leur bon état, est encore une condition rigoureuse pour une bonne digestion. La conséquence d'une organisation heureuse, dit le même auteur, est que les passions ont peu d'influence sur l'estomac : il faut des émotions extraordinaires pour en déranger les fonctions ; les gens amis de la table ont l'esprit jovial et ne sont pas disposés à la mélancolie. La poitrine doit être grande, large, très-mobile par sa partie inférieure, et se dilatant avec facilité ; les épaules seront basses et effacées. L'individu doit pouvoir faire à volonté de grandes inspirations qui ne causent aucune douleur : il doit être en état de retenir long-temps son haleine, ne pas être essouflé en montant, ou au moindre mouvement un peu actif : avoir la voix forte, être peu disposé aux rhumes et à la toux ; les fluxions habituelles ou répétées vers le poumon, deviennent à la longue extrêmement nuisibles. Le bon état des poumons est sans contredit l'une des conditions les plus importantes pour assurer la longévité ; le pouls doit être ferme, peu fréquent et bien réglé. Le plus avantageux de tous les tempéramens, est le sanguin, mitigé par un peu de flegme. La texture de l'organisation sera solide, sans être sèche ni trop rigide ; la fibre musculaire sera généralement forte. Une autre condition bien essentielle encore, est une transpiration toujours égale ; si elle est incomplète ou si elle se supprime accidentellement, le corps se trouve surchargé des humeurs âcres dont il devait se débarasser par cette voie. La matière de la transpiration ainsi retenue, se dépose vers les parties extérieures et donne lieu à la plupart des maladies de la peau, dans lesquelles les *Pilules indiennes* sont de la plus grande efficacité ; elles établissent vers le tube intestinal, un point de fluxion qui attire toutes les humeurs au dehors , condition sans laquelle on ne peut jamais espérer de cure radicale , et qui dispense de l'application de tout exutoire, tels que, cautère, séton, et vésicatoire. Si cette même matière se trouve fixée sur les organes intérieurs , particulièrement ceux qui servent à la digestion , elle s'épaissit, se coagule et se présente sous la forme de glaires qui deviennent la source d'affections rebelles ; ces PILULES les évacuent souverainement (1)

L'homme bien constitué a des nerfs fermes , qui ne bouleversent pas le corps pour la plus légère excitation et qui le rendent peu sensible à toutes les impressions : il a un teint animé, une carnation fraîche, une peau souple; des traits où se peint le repos physique, un port droit, une station aisée, une démarche sure et facile : il se livre sans contrainte au travail, le supporte sans fatigue ; la veille lui est agréable et le sommeil réparateur; jouissant enfin de la santé, toutes ses fonctions se font avec une parfaite régularité , avec aisance et sans aucun sentiment incommode. Il sait se trouver heureux ; il est toujours gai , content , généralement franc et courageux, toujours prêt à défendre sa patrie et à donner des enfans à l'état.

Mais il faut l'avouer, il est bien rare que nous naissions avec tous nos organes également bien constitués , et qu'en raison de cette disposition, nous n'ayous tous une partie relativement plus faible, plus irritable ou plus sensible. Il n'existe pas de santé absolue; les désirs immodérés, l'intempérance, les sou-

---

(1) Nous savons d'avance qn'on nous objectera que la formation des glaires est le produit d'une sécrétion accidentellement augmentée des membranes muqueuses en vertu d'une irritation; nous sommes loin de le nier ; mais nous sommes intimement convaincus aussi que les glaires ont très-fréquemment leur source dans une atonie directe des voies digestives; n'invoquant jamais que des autorités puissantes, nous exposerons ce qu'a écrit à ce sujet le Professeur PINEL.

cis de fortune, les tracasseries domestiques, l'application profonde aux affaires ou à l'étude, les passions enfin, tout concourt à la détruire : d'un autre côté, la vie se compose d'une série d'actions et de combinaisons, d'où résultent des prédominances continuelles, soit dans les fonctions de certains organes, soit dans la proportion et la nature de certaines humeurs ; c'est ce défaut d'équilibre, de réciprocité d'actions des fluides sur les solides, et de la réaction des solides sur les fluides, qui constitue les divers états maladifs, dont nous exposerons les signes avec toute la précision possible.

ESQUISSE DES TEMPÉRAMENS.

On appelle *Tempérament*, une manière d'être constante et habituelle qui modifie toutes nos affections et leur donne un caractère particulier. Le tempérament sanguin, est caractérisé par des solides d'un tissu spongieux, et par un sang riche et délié qui peut y circuler librement. On le reconnaît à des membres charnus, à un visage plein et à un teint fleuri : si avec la même constitution des solides, le sang au lieu de molécules actives et rouges, contient une très-grande quantité relative de principes aqueux et froids, il en résulte un tempérament flegmatique, qu'un ton de chair lâche et une couleur pâle ; rendent toujours sensible. Le caractère moral affecté à chaque tempérament, dérive de la facilité plus ou moins grande avec laquelle les humeurs coulent dans leurs vaisseaux, et parconséquent de la régularité plus ou moins parfaite avec laquelle les fonctions vitales s'exécutent. Si elles se font avec aisance, l'âme en conçoit un sentiment de sécurité qui se marque dans toutes les actions morales de l'individu : aussi ceux qui sont doués d'un tempérament sanguin, qui est celui où les fonctions s'exécutent avec le plus de facilité, sont-ils en général d'un caractère gai, franc et décidé.

Au contraire, l'exercice difficile et pénible de ces fonctions, comme il l'est dans le tempérament flegmatique, réduit à un état d'indolence, qu'on porte dans la conduite ordinaire de la vie. Un homme flegmatique est presque indifférent pour tout, parce qu'il sent qu'avec des organes sans consistance, il ne peut presque rien; les parties aqueuses qui les humectent continuellement, leur ôtant le ressort et la force nécessaires aux grands mouvemens.

La méfiance et la timidité caractérisent le tempérament mélancolique, parce que, quoique les vaisseaux qui forment le tissu des solides dans ce tempérament, soient amples et d'un calibre spacieux, la nature craint toujours que les humeurs qui y sont excessivement épaisses et lentes, ne perdent leur aptitude à circuler et ne subissent tôt ou tard une stagnation funeste : ce qui demande de sa part, une sollicitude continuelle qui déborde sur les actes extérieurs de l'individu. On reconnaît ce tempérament à une teinte rembrunie et à une maigreur occasionée par le resserrement des solides et surtout par l'anéantissement ou le rapprochement excessif des lames du tissu cellulaire.

La texture des solides, propre au tempérament bilieux, est compacte et serrée, comme dans le tempérament mélancolique, avec cette différence que le calibre des vaisseaux y est moins grand; mais le sang y étant très-fluide et très-mobile par la grande quantité de matière phlogistique ou de parties actives qu'il contient, y circule avec rapidité, et toutes les autres fonctions s'y exécutent avec une promptitude que les personnes éminemment bilieuses mettent dans toutes leurs actions : l'audace est la qualité distinctive de ce tempérament. Quoique ceux aux quels il est propre, soient maigres, la couleur de leur visage est cependant vive et vermeille.

ÉTAT SANGUIN.

Nous comprenons sous cette dénomination la surabondance du sang, sa nature trop riche, son épaississement, son échauffement, son âcreté, son agitation, son défaut d'équilibre, annonçant un excès de tonicité générale, une exaltation des forces vitales et une disposition permanente à un état inflammatoire.

Les circonstances qui développent cette disposition, sont : le tempérament sanguin, le moyen âge, les professions sédentaires de la vie civile ; celles qui exigent une grande action musculaire, l'exposition au soleil, à une forte chaleur et aux intempéries de l'atmosphère, la suppression de quelques évacuations naturelles ou accoutumées : telles que celle des règles ; l'époque de leur première apparition et de leur cessation, la suppression d'un flux hémorroïdal, d'un saignement de nez, l'omission de saignées dont on a contracté l'habitude, le passage d'un état de maigreur à un état rapide d'embonpoint, l'habitation des lieux secs, froids et élevés, les vents du Nord, du Nord-Est et de l'Est, une température sèche et froide ou devenue tout à coup humide, la transition subite de la chaleur au froid ; si l'on est en transpiration ; une longue exposition à un soleil ardent, l'habitude de boire et de manger avec excès, le choix de mets trop succulens et épicés, les boissons alcooliques, le défaut absolu d'exercice ou des exercices trop violens ; un travail trop long-temps soutenu, des médicamens échauffans, des affections vives ou tristes de l'âme, toutes passions fortes et l'existence de certains virus.

On reconnaîtra l'état sanguin à l'ensemble des signes ou symptômes suivans : Coloration de la face, yeux injectés, vifs et brillans, peau rouge, chaude et sèche, douleurs et pesanteurs de tête qui augmentent par le moindre mouvement, par tout effort pénible ou toute contention d'esprit, étourdissemens et vertiges quand on regarde en haut, ou que l'on se baisse et se relève

brusquement, tintemens et bourdonnemens d'oreilles ; le bruit
ou la lumière vive incommode et fatigue ; bouffées de chaleur au
visage, sentiment d'ardeur intérieure, de lassitude, de courbature, d'un poids incommode sur tout le corps, anxiété et malaise, douleurs obtuses dans les membres et surtout dans les articulations, avec roideur, engourdissemens et fourmillemens ;
tiraillemens dans le bas des reins, prurit ou démangeaison générale qui augmente si l'on est en sueur, ou après un bain trop
chaud : quelque fois ébullition avec rougeur de toute la peau,
chaleur des extrémités ; gonflement très-apparent des veines,
battement assez fort des artères, pouls dur et plein, saignemens
de nez, palpitations avec abattement total ou même avec défaillances, surtout quand on est dans des endroits chauds ou qu'on
a beaucoup exercé : la plus légère irritation développe des accidens inflammatoires ; disposition continuelle à l'assoupissement, particulièrement après les repas, sommeil profond, prolongé ou agité et interrompu par des rêves pénibles, et avec
oppression et cauchemar ; esprit lourd, difficulté de se mou-
voir, de se livrer à tout ce qui demande une attention soutenue ;
perte d'appétit, langue rouge et humectée, quelque fois bouche
sèche, soif assez vive, désir des boissons froides et acides, haleine chaude, selles nulles ou rares, urines échauffées, rouges
et peu abondantes, répandant une odeur forte, teignant le vase
qui les reçoit, ne présentant aucun sédiment ni dépot, à moins
d'une complication bilieuse ; digestions actives, chaleur à l'estomac, respiration fréquente, oppression, essoufflement en
marchant ou en montant. Lorsque le sang a trop d'épaississement (c'est-à-dire lorsqu'il y a surabondance de la fibrine et de
la matière colorante), il circule difficilement ; c'est alors qu'il
se forme des stases, des engorgemens, des congestions dans les
parties du corps où les propriétés vitales des vaisseaux sa
trouvent avoir moins d'activité et d'énergie : s'il se fixe à le
tête, il dispose particulièrement aux vertiges, aux étourdisse-

mens, avec trouble plus ou moins marqué des facultés intellectuelles, à l'assoupissement, à l'apoplexie, aux hémorragies nasales. Se fixant vers la poitrine, il produira de la chaleur, des crachemens de sang, des apopléxies pulmonaires, des oppressions,
des palpitations; disposera aux maladies organiques du cœur et des
poumons. Vers le bas-ventre, il déterminera des embarras dans
les viscères, des inflammations, des obstructions, des hémorroïdes, des engorgemens de la matrice et des pertes. S'il circule
difficilement dans les membres, il donnera lieu à des engourdissemens, des lassitudes et des fourmillemens; il y aura enfin dans
toutes ces circonstances, défaut d'équilibre dans la circulation.

Un pareil état, réclame impérieusement un régime rafraî-
chissant, et beaucoup de délayans, une vie très-sobre, et l'é-
loignement de toutes les circonstances que nous avons indiquées,
comme causes qui peuvent le développer : on usera de boissons
acidules ; la nourriture sera légère, consistera principalement
en légumes et en fruits, et l'on sera le moins sédentaire possible.
Nous allons présenter quelques considérations générales relatives
à la saignée ; indiquer dans quelles circonstances il sera urgent
d'y recourir, et les cas où il conviendra de lui préférer l'emploi des PILULES INDIENNES. On ne tirera du sang qu'avec
beaucoup de réserve aux sujets nerveux, aux individus mal
nourris, à ceux qui seront épuisés par des travaux pénibles
du corps et de l'esprit, qui auront éprouvé des chagrins
prolongés; aux enfans et aux vieillards : les évacuations sanguines faites inconsidérément produisent des syncopes inquié-
tantes, font prédominer la partie séreuse du sang, disposent
à la Cachéxie, à l'Hydropisie. (1) Le tempérament sanguin est

---

(1) GALIEN veut qu'on soit très-circonspect pour la saignée, à l'égard
des personnes qui ont les veines petites, les chairs molles, et chez lesquelles la pâleur se trouve réunie à l'embonpoint : c'est dans toutes ces
circonstances qu'on préférera les PILULES INDIENNES à la saignée.

de tous, celui auquel la saignée convient le plus : on ne craindra pas d'y recourir toutes les fois que le pouls sera plein, fort et dur, que l'on reconnaîtra un état de turgescence, de pléthore générale, un développement de tous les systèmes circulatoires, avec gonflement des veines, vive coloration de la face et souvent même de tout le corps, état de vertiges, somnolence, pesanteur, douleurs de tête extrêmes ; et surtout lorsque la cause de cet état paraîtra être une suppression des règles, d'un flux hémorroïdal, ou l'omission de saignées habituelles ; les personnes d'un médiocre embonpoint, dont les chairs sont fermes, supportent mieux la saignée que celles qui sont chargées de graisse : notre expérience nous a démontré bien évidemment que la saignée est rarement profitable lorsque l'on a pour elle une répugnance extrême ; elle devient souvent funeste par le trouble et l'agitation qu'elle cause aux personnes qui ne s'y soumettent qu'avec peine. Nous ne parlons pas des circonstances où il y a urgence imminente telles qu'une menace d'attaque prochaine d'apoplexie, une perte, une véritable maladie inflammatoire ; nous avons déclaré positivement que toutes les considérations exposées dans ce mémoire, ne s'appliquaient qu'aux personnes qui offraient une disposition maladive, et qu'il fallait recourir à un médecin, aussitôt qu'un mouvement de fièvre un peu prolongé se manifestait en même temps que le trouble des autres fonctions.

Les saignées conviennent mieux, en général, dans un climat froid et sec, que dans un climat chaud et humide. L'occasion de pratiquer la saignée s'offre plus fréquemment en hiver et au commencement du printems, que dans toute autre saison : les femmes supportent mieux que les hommes les évacuations sanguines ; les hommes vigoureux se trouvent mal quand on les saigne, plus facilement que les personnes délicates.

Quant aux évacuations sanguines faites par les sangsues ;

nous sommes moins disposé en leur faveur, tout en étant éloigné de prononcer leur proscription absolue, nous déclarant ennemi de tout esprit de système; nous avons vu que très-souvent l'application des sangsues a plutôt augmenté que détruit un état fluxionnaire, en vertu de ce principe sur lequel repose peut-être la médecine toute entière : *ubi stimulus, ibi fluxus* : les humeurs affluent là où il y a une irritation. C'est sur ce grand principe qu'est établie notre théorie médicale sur l'action des purgatifs en général, et particulièrement sur l'emploi des PILULES INDIENNES, toutes les fois qu'il s'agit de combattre les dispositions à une congestion, ou à un état fluxionnaire; de détourner des humeurs ou douleurs qui tendent à se fixer. Nous dirons cependant que nous croyons l'application des sangsues convenable, toutes les fois qu'il s'agira de dégorger une partie dont l'embarras n'est que faiblement soumis à l'influence de la grande circulation, et qui dépend seulement d'une constriction, d'une inflammation locale, d'un engorgement ou d'un point douloureux. Si l'inflammation locale est à la peau, on appliquera les sangsues dans les environs du siége inflammatoire; si au contraire la fluxion est plus profonde et sous la peau, comme dans les rhumatismes, la goutte, on les appliquera sur le siége même de la douleur. Nous employons préférablement aux sangsues les PILULES INDIENNES, dans les circonstances qui annoncent un certain embarras vers la tête, vers la poitrine ou la partie supérieure du ventre; tels sont : des douleurs, des pesanteurs de tête avec rougeur de la face, des bourdonnemens, tintemens et douleurs d'oreilles, fluxions sur les yeux, rhumes de cerveau, engorgemens des glandes vers le cou, boutons, éruptions au visage, oppressions, palpitations; nous les recommandons surtout lorsqu'en même-temps il y a un état de constipation.

On trouvera à la fin de cet ouvrage, un résumé dans lequel

sont exposées les règles générales relatives à la manière de faire usage de ces Pilules.

Tout en cherchant à favoriser, le plus souvent possible, des dérivations ou révulsions fluxionnaires, nous reconnaissons cependant qu'il est des circonstances où il convient de respecter la tendance qu'a la nature à opérer certaines déviations, dans l'exercice même de nos fonctions : voici à ce sujet une observation remarquable. Un diplomate portugais, ardent défenseur des libertés de son pays, perd la sienne, et est accablé d'outrages; son épouse, d'un tempérament sanguin-nerveux, jeune et belle, qui depuis quelque temps avait une toux sèche, et des douleurs de poitrine, a une suppression subite de ses règles; par la révolution qu'elle éprouve : un crachement de sang considérable se manifeste le mois suivant, et fait craindre pour elle la pulmonie : son mari lui est rendu, son état s'améliore : cependant on lui conseille les voyages; arrivée à Paris, elle nous consulte; son crachement de sang et la suppression des règles continuaient et causaient uniquement son inquiétude : son apparence de santé était du reste très-heureuse. Le résultat de notre consultation a été qu'il fallait bien se garder de contrarier cette disposition bienfaisante de la nature; continuer les voyages, insister sur les adoucissans et de légers anti-spasmodiques. La seule circonstance que nous pensions qui puisse devenir favorable à un pareil état, serait une grossesse; cette dame n'a jamais eu d'enfans. Nous connaissons beaucoup de faits très-curieux de notre pratique, qui nous autorisent à avancer qu'on ne doit jamais agir en médecine, sans indication urgente, lorsque tout ce qui se passe, même contre l'ordre naturel et accoutumé dans l'exercice des fonctions, ne cause aucun dérangement sensible dans la santé : nous blâmons donc les personnes qui font usage des Pilules Indiennes sans le moindre besoin, et seulement par précaution.

ÉTAT NERVEUX.

(MAUX DE NERFS , VAPEURS).

Si je voulais du mal à mon ennemi , je lui souhaiterais pour supplice des maux de Nerfs : il n'est pas d'état plus cruel , par l'anxiété affreuse qui souvent l'accompagne : si ceux qui tournent en ridicule les personnes qui les éprouvent , les traitant de malades imaginaires , venaient à ressentir de pareils maux , ils reconnaîtraient qu'on ne saurait trop plaindre leurs malheureuses victimes.

L'État Nerveux a pour caractère essentiel , un excès de sensibilité avec une très-grande irrégularité dans l'exercice des fonctions. Plusieurs autorités imposantes et notre propre expérience nous portent à avancer qu'il existe des maladies pûrement nerveuses , sans aucune apparence de lésion organique. Cet état est souvent héréditaire : les individus chez lesquels il s'observe présentent les caractères suivans : stature grêle , cheveux bruns ou noirs , les yeux grands et langoureux dans la jeunesse , et sombres dans un âge plus avancé ; teint sans fraîcheur ; les femmes de ce tempérament ont la peau belle , mais sèche : leur air annonce la nonchalance dans tout ce qu'elles disent ou ce qu'elles font ; les hommes , au contraire , présentent une certaine vivacité avec une impatience extrême , mettant de la promptitude dans toutes les actions qui ne demandent pas beaucoup de force et de constance. L'État Nerveux domine dans les grandes villes ; dans les capitales , et surtout chez les femmes ; pourquoi, créées pour notre bonheur , sont-elles donc aussi à plaindre ! !

Les circonstances qui le développent ou l'aggravent sont : la vie sédentaire , les alimens échauffans , toutes les boissons spiritueuses , le thé , le café , les plaisirs sensuels portés à l'excès , la fréquentation du grand monde , les veilles , le jeu , l'abus des délayans et de la saignée ; certains virus , les fortes émotions morales, les peines d'esprit, vives et continues ; la perte d'objets chéris, des inclinations ou vocations contrariées; des passions malheureuses, des maladies organiques, etc.

Les Maladies Nerveuses sont beaucoup plus communes aujourd'hui qu'autrefois ; les motifs paraissent en être dans l'amour des sciences, la culture des lettres et des arts, beaucoup plus répandus; la mobilité extraordinaire des événemens politiques, une avidité extrême de changer de situation, l'excès du luxe et de la mollesse, la lecture des romans, etc.

L'État Nerveux mélancolique était appelé par les anciens *Atrabilaire,* d'après l'idée qu'ils avaient de la nature d'une bile noire dont nous avons souvent constaté l'existence : qu'il nous suffise d'opposer à ceux qui la nient, ce qu'a écrit à ce sujet le Professeur HALLÉ (1): « Nous avons vu, dit-il, cette humeur telle que les anciens la décrivent, parfaitement noire, ne pouvant être dissoute dans l'eau, ne présentant, quelque délayée qu'elle fût, aucune teinte différente du noir parfait, et ne se rapprochant par aucune nuance, ni de la couleur du sang, ni de celle de la bile : nous l'avons observée dans les affections mélancoliques et hypocondriaques : la constipation lui est ordinaire. »

Les personnes nerveuses sont plus souffrantes l'été et l'automne, et par les variations subites de température; le grand froid irrite aussi les nerfs : les boissons acides, le thé, le café (au lait surtout) le vin blanc, occasionent quelquefois des tremblemens, des spasmes, du malaise, une agitation intérieure; les

---

(1) Nous saisissons avec empressement cette occasion d'offrir un témoignage public de notre reconnaissance à la mémoire de cet illustre professeur, qui nous honora de sa bienveillance, dans un rapport que la Société de la Faculté de Médecine demanda, sur un Mémoire que nous lûmes au sein de cette Société savante, et qui fut inséré dans le Bulletin de ses séances, N° IX, novembre 1813, (sur l'Orthopédie.)

brouillards donnent la migraine ; les temps pluvieux oppressent, ôtent l'appétit ; les temps orageux font éprouver une anxiété inexprimable , des maux de tête et souvent des envies de vomir : L'État Nerveux est en général caractérisé par les symptômes les plus bizarres et les plus mobiles, sous l'influence des plus légères causes morales : coloration irrégulière des joues, la figure tantôt animée , tantôt défaite , abattue , toute décomposée ; alternative d'un froid glacial qui parcourt les membres, avec des bouffées de chaleur dévorante ; froid extraordinaire aux extrémités et feux brûlans à la tête , à l'estomac ou ailleurs ; même mobilité dans le moral ; des pleurs à chaudes larmes , alternant avec de grands éclats de rire et tous les écarts d'une gaîté folle ; insomnie , agitation ou assoupissement continuel , urines rares ou abondantes et limpides , constipation quelquefois extraordinaire ; baillemens, hoquets , vents qui sortent avec impétuosité , par en haut ou par en bas ; leur sortie soulage ordinairement et fait cesser le gonflement que leur présence occasionait vers l'estomac et les intestins ; aigreurs, vomissemens d'eaux claires, de flegmes épais, ou d'une liqueur noirâtre , semblable à du marc de café ; douleurs de tête, vertiges , tintemens d'oreilles , hallucinations, idées sombres et chimériques , crainte extrême ou desir de la mort ; cauchemar , visions pendant le sommeil, auquel on redoute même de se livrer , se trouvant plus mal au réveil ; crampes , resserrement spasmodique de la poitrine avec oppression , palpitations , petite toux sèche. Les palpitations nerveuses se distinguent de celles qui sont occasionées par le sang, en ce qu'elles ne sont pas continues, qu'elles diminuent beaucoup d'intensité en certains temps, qu'elles augmentent par toutes les impressions vives et subites et les affections morales tristes : celles , au contraire, qui dépendent d'une maladie organique du cœur ou des gros vaisseaux, sont continues, ou subissent à peine quelques légères rémissions ; les lèvres et les gencives sont d'un vermeil foncé, et souvent tuméfiées. Les personnes nerveuses ont en général la peau sèche , sans transpiration ; la grande lumière , le bruit , la musique , certaines odeurs les incommodent. Les yeux sont très-sensibles , douloureux dans le fond de l'orbite ; l'on est irascible , incommode à vivre , à charge à soi-même et aux autres ; on recherche la solitude et l'on ne se trouve bien nulle part ; on est méfiant , inquiet , abattu , croyant n'être aimé de personne ; on ne voit tous les événemens que sous un jour sombre , ayant toujours le chagrin et l'ennui en perspective ; tout en se trouvant par fois au milieu des élémens de bonheur et de ce qui assure la félicité domestique , on gémit continuellement sur son sort , étant rêveur et concentré ; on est accablé par les plus faibles revers , de même qu'on renaît pour la plus simple satisfaction , pour la joie la plus légère

Voici une observation intéressante d'une maladie nerveuse , portée au dernier dégré , à laquelle a succombé , dans un âge avancé , la personne qui en était atteinte.

M. le Comte de Puységur , capitaine des Gardes de MONSIEUR (aujourd'hui CHARLES X) , après avoir été long-temps tourmenté par des accidens éminemment nerveux , tomba dans un état de marasme et d'hypocondrie , dont il est difficile de se faire idée , et qui coïncidait avec une constipation des plus opiniâtres. Il était devenu d'une irritabilité telle , que le retard ou l'avance d'une demi-minute des instants prescrits par nous , pour l'administration de ses médicamens , lui faisait agiter violemment sa sonnette , et il tombait de suite dans un état de spasme et d'angoisses inexprimables ; toutes les ressources de l'art pharmaceutique furent épuisées près de lui. Nous avons été plus d'une fois témoin qu'une AUGUSTE visite , qu'il recevait matin et soir , était l'adoucissement le plus efficace à ces crises nerveuses ; nous parvenions cependant à les calmer à l'aide de bains tièdes , auxquels on ajoutait les ingrédiens qui composent aujourd'hui *l'Essence névrophile*, si souveraine contre l'état nerveux et la maigreur, et que nous avons mentionnée page 62. Le malade était tellement attentif à ce que la température de son bain fût toujours au degré recommandé par nous, qu'il retombait dans de nouveaux spasmes, à la plus légère variation de son thermomètre qu'il ne perdait pas de vue.

Quelque difficile que soit le traitement des maladies nerveuses, nous pouvons affirmer avoir réussi le plus souvent à les guérir, lorsque les malades avaient assez d'empire sur eux pour exécuter ponctuellement nos conseils. La seule méthode convenable se trouve dans une combinaison heureuse des excitans avec les tempérans ; selon que les symptômes dominans annoncent du spasme, de l'irritation, ou un état de langueur et d'atonie. La mobilité extrême des phénomènes qui s'observent dans ces affections, démontre combien serait peu rationelle une méthode qui consisterait dans l'adoption exclusive de l'un ou de l'autre de ces moyens.

Lorsque nous reconnaissons qu'il existe actuellement de l'agitation, de l'excitation, nous insistons sur les tempérans, sur les délayans ; le malade choisira ceux qui conviendront le plus à son estomac et à son goût: l'eau gommée, ou miellée, l'eau de veau, de poulet, la limonade légère, etc. Nous conseillons les boissons amères et aromatiques dans les momens de faiblesse et de langueur : telles sont les infusions de camomille, de feuilles d'oranger, de mélisse, de menthe, etc.; c'est alors aussi que nous employons avec le plus grand succès les Pilules Indiennes, comme stomachiques, au moment des repas, surtout quand on est tourmenté par des aigreurs, des vents et la constipation, et qu'il n'existe ni douleur ni chaleur vive vers l'estomac et les intestins. Rien n'est plus propre à fortifier le genre nerveux et le système digestif que ces détentes et excitations alternatives. Nous avons vu des malades dans un état voisin de la fièvre lente, revenir comme par enchantement à la vie, à l'aide de cette méthode, lorsqu'elle est habilement dirigée.

Il est indispensable de se soustraire à l'action de toutes les causes exposées plus haut, comme produisant l'énervation ; rien ne sera donc plus important que la sobriété, l'abandon des veilles, la privation des alimens échauffans et des boissons stimulantes, les distractions, les spectacles, la gaîté, l'exercice, surtout à cheval, le séjour à la campagne, et les voyages ; on recherchera un air frais et sec, et on se levera matin. Les bains tièdes conviendront parfaitement, s'il existe un principe d'échauffement, de sécheresse, d'âcreté, si la fibre est trop tendue : on aura recours au contraire aux bains froids, dans le temps des fortes chaleurs, lorsqu'il y aura des symptômes manifestes d'atonie, de faiblesse et d'énervation ; on évitera en général de se faire tirer du sang dans les maladies nerveuses. Quoique ces maladies s'observent communément chez les individus maigres et secs, nous les rencontrons aussi chez quelques-uns qui sont très-replets et ont la fibre molle et lâche ; les PILULES INDIENNES sont alors pour ces personnes un excellent remède.

Dans les cas de mélancolie profonde, on purgera fortement, dit Hippocrate, parce que la bile noire qui cause la maladie est difficile à entraîner et prend cette direction ; une disposition hémorroïdaire devient souvent en ce cas très-salutaire.

Le régime des maladies nerveuses variera aussi, selon qu'il existera un état de spasme et d'irritation, ou un état de langueur ; dans le premier cas, les alimens seront très-adoucissans, et se composeront de potages maigres, de viandes blanches, de laitage, de légumes, de fruits et d'eau rougie ; dans le second cas, on préférera la diète animale, les consommés, un peu de vin vieux de Bordeaux. On évitera constamment les mets épicés, les viandes grasses, les ragoûts, le chocolat à la vanille, le café et le thé ; à moins qu'on n'en ait contracté depuis très-long-temps l'habitude, qui est une seconde nature, et qu'on ne brusque jamais impunément. Beaucoup de personnes croient devoir manger beaucoup, d'autres très-peu : ce sont deux extrêmes à éviter ; il ne faut jamais surcharger son estomac : il convient de manger peu et souvent. Lorsque la peau est sèche, par défaut de transpiration, on éprouvera beaucoup de bien, des frictions faites sur la peau avec une brosse anglaise, ainsi qu'avec l'*Essence névrophile*, mentionnée à la note de la page 62. Nous connaissons beaucoup de personnes nerveuses qui ne peuvent pas supporter les bains ; ils conviennent pourtant assez généralement.

Lorsque la méthode que nous indiquons, et qui a eu le plus grand succès, toutes les fois que nous l'avons dirigée, viendra à échouer, il est bien probable que l'affection nerveuse sera entretenue par quelque maladie organique ; c'est alors qu'il conviendra de prendre l'avis d'un médecin éclairé.

ÉTAT BILIEUX.

L'état bilieux, que l'on appelle aussi plénitude bilieuse, est favorisé par les chaleurs brûlantes de l'été, par toutes les constitutions chaudes et humides de l'atmosphère, les alimens de mauvaise nature, les substances grasses, huileuses ; l'excès des boissons spiritueuses et des viandes ; les études prolongées, l'état sédentaire, le défaut de distraction et de gaîté, surtout chez les femmes ; les affections morales tristes, les emportemens de colère, la suppression d'éruptions cutanées, d'écoulemens habituels, etc

La surabondance de la bile a sa cause prochaine dans l'activité du foie qui en secrète une trop grande quantité.

Les signes qui annoncent que l'on est tourmenté par cette humeur, sont : une teinte jaunâtre de tout le corps et qui est plus sensible dans le blanc des yeux, au contour des lèvres et des ailes du nez ; dégoût pour les alimens et surtout les substances animales, les viandes grasses ; soif plus ou moins vive, desir de boissons froides et acidules, bouche amère le matin ; la langue est couverte d'un enduit jaunâtre qui se renouvelle à mesure qu'on l'enlève, dégagement de beaucoup de vents, hoquets, rapports avec sentiment d'aigreurs, de goût de soufre ou d'œufs gâtés, perte d'appétit; cependant, il est quelquefois augmenté : on croit avoir besoin de manger, on prend des alimens avec plaisir; mais bientôt après le repas, on ressent de la pesanteur et du gonflement au creux de l'estomac; la moindre pression y fait naître une grande sensibilité; il y a parfois une douleur vive et brûlante : ce grand appétit disparaît bientôt complètement ; nausées et vains efforts pour vomir, ou bien vomissemens de matières très-amères, jaunes, verdâtres, et quelquefois noires. La langue et les dents semblent salées ; toux sèche qui augmente après avoir mangé, avec une certaine oppression et malaise vers l'estomac, et qui diminue après le vomissement. La peau est sèche avec sentiment de chaleur âcre et brûlante au toucher, démangeaisons par tout le corps, éruptions de clous, de boutons au visage, érysipèles ; quelquefois sensation d'un froid universel avec frissons; courbature, faiblesse et douleurs avec brisement dans les membres et les articulations; mouvemens lents et pénibles, lassitude dans les reins et aux genoux; inquiétude et malaise général, mauvaise humeur, tristesse, anxiété; douleur de tête, au front et au dessus des yeux, vertiges, tintemens d'oreilles, assoupissement après les repas; retour plus fréquent des migraines chez ceux qui y sont sujets. L'opinion de TISSOT est que la migraine a souvent sa source dans les intestins, et dépend d'une bile âcre qui s'y amasse et s'y corrompt; sentiment de réplétion vers les hypocondres qui sont tendus, élevés et douloureux, coliques et gargouillemens ou borborygmes dans le ventre ; irrégularités dans les selles, qui pendant plusieurs jours sont claires, abondantes, jaunes, verdâtres, brunes ou noires, et sont remplacées par une constipation opiniâtre. Le lait et le beurre dérangent les digestions et causent des débordemens de bile, dont l'â-

creté fait éprouver de la cuisson au fondement; les urines sont
le plus souvent épaisses , fort colorées, avec sédiment qui s'at-
tache aux parois du vase; le pouls est ordinairement fréquent
et fort, le sommeil agité par des rêves pénibles.

Un pareil état réclame les évacuans ; les PILULES INDIENNES
conviennent alors parfaitement; on en prend six à huit le soir
en se couchant, les faisant précéder d'une ou de deux pintes de
bouillon aux herbes ou de thé très-léger et de lavemens : le
lendemain matin, on en prendra six à huit autres, si celles du
soir n'ont pas procuré des évacuations assez abondantes : on les
continuera ensuite, plusieurs jours, à dose suffisante pour obtenir
seulement deux à trois garderobes dans les vingt-quatre heures.
Il sera très-convenable de faire précéder l'emploi des PILULES
par un vomitif, si l'on éprouve des nausées et même des vomissemens, s'il y a enduit épais et jaune sur la langue , amertume
de la bouche, douleur violente de tête au-dessus des yeux,
rapports aigres, malaise, anxiété. L'on sera, au contraire, averti
du besoin de n'évacuer que par bas, lorsqu'on éprouvera des
coliques, de la pesanteur dans les genoux et dans le bas des
reins, ou que l'on aura des garderobes noires et très-fétides. Les
femmes dont les règles donnent un sang pâle à des époques irrégulières ont aussi le plus grand besoin d'être purgées.

Après avoir évacué suffisamment par en haut ou par en bas,
on fera usage de boissons aromatiques ou légèrement amères,
telles qu'une infusion de feuilles d'orangers ou de camomille.

Les personnes tourmentées habituellement par la bile, sui-
vront un régime végétal, useront de boissons délayantes, rafraîchissantes et acidules : leurs alimens, et surtout les viandes, seront
arrosés avec du jus de citron; elle mangeront beaucoup de fruits
doux ou acides, éviteront tous les alimens chauds, âcres et ir-
ritans, le vin pur et les liqueurs : elles feront beaucoup d'exercice en plein air.

L'état bilieux expose aux fièvres bilieuses, putrides, malignes, au cholera-morbus, à l'inflammation du foie, à son obstruction, la jaunisse, l'inflammation de l'estomac et des intestins; à des hémorroïdes, aux taches ou plaques jaunes qu'on remarque souvent sur la poitrine ou vers le cou chez les femmes. C'est aussi dans la bile, dit M. Portal, que l'on trouve la cause la plus commune des diverses affections cutanées, des érysipèles, des dartres, des ophtalmies; ou parce qu'elle est trop abondante, n'étant pas entièrement séparée de la masse du sang par le foie et qu'elle y séjourne; ou parce que, ne coulant pas assez librement dans les intestins, à cause d'obstructions du foie, ou de ses canaux excréteurs, elle reflue dans la masse du sang et y porte une certaine acrimonie. Il est reconnu que dans la plupart des maladies de la peau, des viscères abdominaux et des engorgemens du foie surtout, il est extrêmement utile de prescrire des remèdes savoneux qui facilitent la sécrétion et l'excrétion de la bile : les principes savoneux, qui font la base des PILULES IN-DIENNES, les rendent infiniment précieuses pour combattre ou prévenir toutes ces affections; nous les employons avec le plus grand succès dans la jaunisse, pour évacuer les matières saburrales des premières voies et vaincre surtout la constipation extrême qu'on observe souvent dans cette maladie : on en seconde les effets par les délayans, les bains, les lavemens, un exercice modéré et de la dissipation. Si l'état bilieux se compliquait d'accidens inflammatoires ou nerveux, on consulterait ce que nous avons exposé sur ces divers états.

ÉTAT GLAIREUX.

Les glaires étaient appelées par les anciens, flegmes ou pituites. Le savant et illustre professeur Pinel s'exprime ainsi sur la manière dont elles se forment (*Encyclopédie*) : « Lorsque la » sérosité est dans une proportion convenable, elle rentre dans » les bornes de la santé; mais il y a des personnes chez les-» quelles cette sérosité surabonde, soit parcequ'elles réunissent

» tous les caractères du tempérament pituiteux, soit parce
» qu'elles mènent une vie sédentaire : l'estomac, l'œsophage et
» l'arrière-bouche sont plus ou moins chargés de glaires, qui
» affluent surtout si l'on fait usage d'alimens visqueux : il se
» fait souvent un amas incommode d'humeurs gluantes, filantes,
» qu'on rejette par la bouche, et qui s'y portent en abondance
» principalement la nuit. »

Les causes qui donnent lieu à la formation des glaires, sont
infiniment variées ; elles agissent toutes en affaiblissant l'estomac, ou en empêchant la transpiration insensible, qui, ainsi
retenue, s'épaissit, se présente sous la forme d'humeur vis-
queuse et gluante qui ne se détache que difficilement des parois
des organes, dont elle trouble les fonctions ; aussi remarque-
t-on que les personnes qui ont beaucoup de glaires, ont en général les digestions difficiles et la peau sèche. Celles que l'on
rend par le vomissement sont assez liquides, claires et très-
filantes : celles qui viennent des poumons par la voie de l'expectoration, sont sous forme floconneuse ou grumeleuse : ren-
dues par les urines, elles surnagent d'abord, vont s'attacher
aux parois du vase, ou bien se précipitent au fond avec une
apparence limoneuse et gluante : les glaires de la matrice
constituent les fleurs blanches, auxquelles on assigne trop souvent un caractère suspect ; elles déterminent par leur âcreté,
des démangeaisons, des irritations, qui peuvent faire craindre le
développement d'ulcères dans ces parties. Les glaires que l'on
rend par les selles sont extrêmement visqueuses et glutineuses,
ayant quelquefois l'apparence de blanc d'œuf et sortant par un
flux diarrhéique, qui alterne avec une constipation opiniâtre.

Les causes les plus ordinaires des glaires sont : les boissons
rafraîchissantes ou acides, telles que la bière, (la blanche surtout), le cidre, les vins blancs légers, la limonade, l'abus des
délayans, qui délabrent ou refroidissent l'estomac ; les alimens
visqueux, les viandes blanches, gélatineuses, les crudités, les

graisses, les farineux, les fruits, et surtout les fruits verts, les salades, tous les herbages acidules, les légumes à gousse, le laitage, les ragoûts, la charcuterie, la pâtisserie, la vie sédentaire, molle et oisive, les excès en tout genre, les plaisirs qui énervent, les peines vives de l'âme, les inquiétudes, les préoccupations et contentions d'esprit, la température froide et humide, les habitations obscures et peu aérées, et surtout les suppressions de transpiration.

Les signes qui annoncent la présence des glaires, et qui ont été notés par tous les bons observateurs, sont les suivants : teint et lèvres pâles ou d'un jaune plus ou moins foncé, bouche fade et pâteuse, langue blanche, haleine aigre, aphtes, boutons rouges sur le fond de la langue et à l'entrée du gosier, peau sèche, aride et paraissant comme farineuse et écailleuse, pâle et froide ; il y a parfois empâtement et bouffissure au visage : cet empâtement se remarque souvent partout le corps, avec l'apparence de ce que l'on appelle vulgairement *mauvaise graisse* : les femmes ont alors en général peu de fraîcheur : respiration gênée, voix enrouée, sensation incommode dans le gosier, comme si des vers montaient de l'estomac vers la gorge ; palpitations, agacement nerveux, quelquefois extrême ; sentiment douloureux de pesanteur, de tension au creux de l'estomac, étourdissemens, vertiges, tintemens d'oreilles, surtout après une certaine application, et qui souvent sont les précurseurs d'une attaque d'apoplexie séreuse ; perte d'appétit, salivation assez abondante, fréquentes envies de vomir, et même vomissemens de matières glaireuses ; digestions lentes et pénibles avec coliques, qui se calment lorsqu'on a rendu beaucoup de vents ; transpiration presque nulle, dévoiemens glaireux, alternant avec une constipation opiniâtre : on rejette souvent par la bouche et pendant la nuit ou le matin, une quantité considérable de sérosités claires, après avoir éprouvé pendant un certain temps une agitation, un malaise inexprimables ; c'est la sortie de cess eaux qu'on appelle ordinairement *pituites;* on a souvent de ces pituites après avoir bu et mangé des choses acides. Les urines sont pâles, crues, avec un nuage épais, ou déposant un sédiment muqueux : circulation peu active, pouls mou, faible et lent, état de langueur, de pesanteur, abattement, lassitude, courbature, douleurs vagues dans les membres et dans les articulations; tristesse, recherche de la solitude, penchant insurmontable à la nonchalance, apathie, dégoût et ennui de tout; extrême sensibilité au froid, disposition très-grande à s'enrhumer de la poitrine ou du cerveau; ayant presqu'habituellement les pieds froids.

Les personnes d'un tempérament pituiteux, glaireux, sont très-sujettes aux affections rhumatismales, goutteuses (on a remarqué qu'en général les goutteux transpiraient peu, avaient l'estomac assez mauvais et rendaient beaucoup de glaires); elles sont sujettes aussi aux catarrhes chroniques, à l'asthme, à la paralysie, à l'apoplexie séreuse, aux crampes, aux maux de reins, aux affections vermineuses. Nous fûmes appelé dernièrement auprès d'une Dame de Nancy, à laquelle nous conseillâmes les PILULES INDIENNES pour une affection dartreuse, entretenue par une disposition éminemment glaireuse; sa femme de chambre, tourmentée par des idées noires, portées jusqu'au dégoût de la vie, sans motifs, voulut se purger à l'aide de ces PILULES; elle en prit le matin dans la boîte de sa maîtresse une assez forte dose : elle éprouva quelques coliques, ne s'étant préparée par aucune boisson, et dans la soirée elle rendit une masse énorme de glaires, contenant une longue portion de tœnia, ou ver solitaire. Nous allons, à cette occasion, avant d'aborder le traitement des glaires, faire connaître les symptômes qui annoncent la présence de ces insectes, sur lesquels elles ont beaucoup d'influence.

SYMPTOMES DES VERS.

Maigreur, pâleur plombée du teint assez habituelle, rougeurs et chaleurs qui ne font que paraître et disparaître sur les joues, et souvent sur l'une des deux seulement : la pâleur augmente encore par fois subitement, comme si l'on allait s'évanouir : les yeux paraissent alors très-cernés et abattus ; souvent les paupières sont imparfaitement fermées pendant le sommeil, de manière à laisser voir le blanc de l'œil ; le contour de la bouche devient bleuâtre ; les auteurs ne mentionnent pas ce signe, qui pour nons n'est pas équivoque, surtout chez les enfans : dilatation des pupilles avec gonflement des paupières inférieures, démangeaisons dans les narines et à l'anus ; odeur aigre et forte de l'haleine, appétit capricieux, tantôt nul, tantôt vorace, grincemens de dents, surtout pendant le sommeil, envies de vomir, sensation de picottement ou d'étranglement dans le gosier, diarrhée alternant avec la constipation, sentiment de pesanteur dans le bas-ventre, semblable au roulement d'une boule ; pincemens dans l'estomac, coliques vers le nombril, tranchées, ténesmes, épreintes ou fausses envies d'aller à la garde-robe, urines blanches et troubles ; pouls dur, fréquent et intermittent, défaillances, et quelquefois convulsions et épilepsie, maux de tête fréquens, particulièrement après avoir mangé ; salivation, soif assez vive, sommeil inquiet et agité, vertiges, tintemens d'oreilles, larmoiement, toux sèche, hoquet, palpitations, écume à la bouche, gonflement du ventre : le sentiment de piqûre et de déchirement qu'on éprouve dans le ventre ou vers l'estomac, cesse aussitôt après avoir pris des alimens : tristesse, ennui, anxiété, extravagance dans les actions et dans les discours, bizarreries dans le caractère et les idées.

Les enfans, les femmes et les personnes qui ont la fibre molle, un tempérament lymphatique, sont particulièrement sujets aux vers : il est constant que l'atonie des parties du corps humain où les œufs des vers sont situés, est une condition qui favorise leur développement ; aussi sont-ils facilement agglutinés par les mucosités abondantes qui lubréfient l'estomac et les replis des intestins , chez les individus faibles et délicats ; c'est ce qui explique pourquoi tous les moyens employés pour détruire les vers , agissent si difficilement sur eux ; l'humeur glaireuse leur servant d'enveloppe; c'est bien aussi ce qui nous porte à croire que le plus souvent, ils ne sont entrîanés au dehors qu'à la faveur de ces glaires que détachent puissamment les PILULES INDIENNES qui alors conviennent à la fois par leurs qualités purgatives et toniques ; l'on conçoit que pour prévenir le développement ultérieur des vers , il est de la plus grande importance de fortifier les organes disgestifs. Nous avons conseillé très-souvent et avec le plus grand succès des lavemens faits avec une décoction très-forte de camomille , dans laquelle on fait fondre vingt-à trente PILULES , y ajoutant un gros d'éther, ou du camphre qui est encore plus actif et plus sûr : nous obtenons aussi de bons effets de l'huile de ricin , à la dose de deux ou trois onces, (moitié pour les jeunes enfans) y ajoutant du jus de citron sucré , à prendre le matin à jeun, et quelques PILULES INDIENNES , le soir. Une partie du traitement indiqué pour les vers (le régime particulièrement) étant applicable à celui des Glaires , nous allons terminer ce que nous avions à en dire. Il convient en général de faire beaucoup d'exercice et surtout à cheval, de suivre un régime sec, excitant et tonique , combiné avec l'usage des PILULES INDIENNES , (voir le résumé qui est à la fin de l'ouvrage), éviter soigneusement tout ce qui à été indiqué au commencement du chapitre des Glaires , comme autant de causes de leur formation; se livrer à la promenade et à tous les exercices de gymnastique , rechercher les lieux chauds, secs et élevés : l'exposition au midi, et au soleil, porter de la laine sur la peau, se frictionner soi-même avec une brosse anglaise, ou avec des substances aromatiques : dormir modérément sur des lits frais et qui ne soient pas trop mous ; régime animal, viandes noires et toutes celles des animaux adultes et fortement exercés, gibier, poissons, œufs frais, chocolat à l'eau, confitures, asperges, carottes, artichauts, ognons blancs, céleri, cresson, chicorée sauvage, etc. On évitera le veau, l'agneau, le porc, le lait, l'anguille, les harengs, les moules, le homard, et les farineux, tels que pois, fèves de marais, haricots, etc. Boissons toniques et aromatiques, bon vin blanc ou rouge, forte bière, café, punch et liqueurs avec modération, beaucoup de gaieté et de distraction : la dissipation convient surtout aux femmes. L'essence névrophile, en frictions, indiquée page 62, est un excellent fortifiant.

HUMEUR LAITEUSE.
(LAIT RÉPANDU.)

Le passage du lait dans le sang, ou son épanchement dans une partie quelconque du corps, a été le sujet d'une foule de discussions médicales : notre objet n'est pas ici de les aborder ; nous nous contenterons d'opposer à ceux qui tranchent la question par la négative, les autorités suivantes :

« Les maux que le lait retenu et corrompu dans la masse des « humeurs, peut produire, sont infiniment nombreux : des « Hydropisies avec ou sans obstruction, des inflammations du « foie, ont succédé souvent à des suppressions de lait « (PORTAL, *Anatomie médicale.*)

« Si quelques fluides étrangers à la masse du sang dont ils » émanent, tels que la bile, le lait etc., y sont reportés, ils ».y deviennent un principe de maladies. (ALIBERT, syst. physique et moral de la femme.) La sécrétion du lait, dit « TISSOT, est une des causes les plus communes des maladies

» des femmes qui ne nourrissent pas ou qui ne sèvrent pas avec
» assez de précautions : ce lait en s'épanchant, occasione
» une infinité de maux très-fâcheux et rebelles. »

Quant à nous, si nous interrogeons notre propre expérience, si nous consultons les ouvrages remplis de faits curieux à ce sujet, nous voyons que le lait transporté hors de ses voies naturelles, est la source de violens maux de tête ou de douleurs dans les membres, de taches sur la peau, d'aliénations mentales, d'attaques d'apoplexie, de paralysie, de maux de nerfs, dartres, consomptions, épilepsies, pulmonies, pertes blanches, engorgemens, ulcères, affections cancéreuses de la matrice ou des seins; en général, dit M. PORTAL, toutes ces affections surviennent quand on n'a pas purgé les malades. Nous ne reconnaissons pas d'anti-laiteux proprement dits; mais nous ne doutons pas, que les meilleurs remèdes dans de telles circonstances, ne soient ceux qui agissent sur les voies intestinales, et sur toutes celles d'excrétions; nous affirmons que l'usage des PILULES INDIENNES est alors une ressource des plus précieuses.

DISPOSITIONS A L'APOPLEXIE.

L'Apoplexie est souvent héréditaire, elle est plus commune dans les villes que dans les campagnes, chez les hommes que chez les femmes; vers les équinoxes et les solstices, et pendant les hivers long-temps pluvieux : elle se termine promptement par la mort chez les jeunes gens; elle se change en de longues paralysies chez les vieillards. Quelques personnes, sans éprouver aucun dérangement de fonctions, ont pendant de longues années le pouls dans un état continuel d'intermittence; il n'est pas rare de les voir périr subitement, de même que ceux, qui comme l'a remarqué HIPPOCRATE, tombent souvent en syncope, sans cause manifeste. L'Apoplexie est très fréquente après soixante ans; sa cause matérielle est le plus souvent dans un excès d'embonpoint qui rend la circulation difficile dans le tronc et les extrémités, détermine le reflux du sang vers la tête, surtout si le cou est court et gros. HIPPOCRATE a consacré par un aphorisme cette observation : qu'il meurt plus de personnes grasses de mort subite, que de maigres; celles-ci cependant y sont exposées, lorsqu'elles éprouvent des constipations opiniâtres.

Les attaques d'apoplexie sont très-rares dans l'enfance. En voici une observation d'autant plus intéressante, qu'elle présente un caractère éminemment héréditaire.

Nous avons été appelé, en 1819, auprès d'un jeune Russe, âgé de douze ans, d'une taille élancée, d'un tempérament sanguin, et très-sujet à des hémorragies nasales : il eut, le jour même qu'il devait entrer dans un collége à Paris, une attaque d'apoplexie; une saignée copieuse du bras le sauva : il lui est resté pendant long-temps une faiblesse très-grande dans les membres. Son père, officier supérieur au service de la Russie, est tombé mort, sous les yeux de l'empereur ALEXANDRE, d'une attaque d'apoplexie foudroyante, à l'âge de quarante-cinq ans.

Les causes de l'apoplexie sont les suivantes : l'énervation, l'incontinence chez les tempéramens sanguins, surtout chez les vieillards ; l'intempérance, les passions violentes, des accès de colère, de fortes contentions d'esprit, des peines vives de l'âme, des études opiniâtres; le vin et les liqueurs pris à l'excès, les mets succulents, trop épicés, l'abus du tabac, un état sédentaire, la vie indolente, les coups et les chûtes sur la tête, la rentrée subite de quelque éruption, la suppression inconsidérée ou trop prompte des cautères, vésicatoires et sétons, la gêne de la circulation par des cravates trop serrées; les métastases laiteuses chez les femmes, ainsi que la suppression subite des règles ou des suites de couche, d'un flux hémorroïdal, d'un saignement de nez habituel : un bain trop

ehaud , un refroidissement subit après une grande chaleur, une
longue exposition à un soleil vif, de même qu'un froid excessif,
(beaucoup de nos braves sont morts d'attaques d'Apoplexie
dans la campagne de Moscou ; il fallait des *attaques de ce genre ,*
pour les vaincre). L'usage inconsidéré de l'opium et de tous
les narcotiques , salivation mercurielle arrêtée subitement , habitation dans des lieux dont les murs ont été nouvellement re-
crépis , surtout si l'on y fait un grand feu : une loi chez les Ro-
mains avait prévu ce danger , en ne permettant aux citoyens
d'habiter les bâtimens neufs , que trois ans après leurs cons-
tructions. Les causes qui peuvent déterminer l'Apoplexie subitement, sont : tous les exercices violents , un accès de colère ,
une atmosphère rendue très-chaude , par le concours d'un
grand nombre de personnes dans un même endroit, un bain
chaud , l'ivresse , les plaisirs sensuels , surtout chez les vieillards ; une position de la tête trop long-temps baissée , les in-
digestions , les efforts considérables du vomissement, ou pour
aller à la garde-robe. (Lire à ce sujet l'observation rapportée
au chapitre qui traite de la constipation , page 56).

Les personnes disposées à l'apoplexie sont particulièrement
celles d'un tempérament sanguin , qui sont replètes , ayant le
visage rouge ou très-pâle ; cette rougeur augmente subitement
pour la plus légère cause , et devient quelquefois pourpre ;
elles ont le cou court , la tête grosse , le front large et évasé , le
ventre volumineux , les veines jugulaires gonflées; douleur fixe
et opiniâtre de la tête, avec chaleur , sentiment de pesanteur
et d'étonnement, tintemens et bourdonnemens d'oreilles , vertiges , étourdissemens , stupeur, perte de la mémoire, surtout
chez les gens de cabinet, affaiblissement de la vue et de l'ouie ,
absences momentanées , engourdissemens dans les membres ,
crampes dans les muscles de la jambe, la nuit particulièrement;
sentiment de courbature et de lassitude , bouffées de chaleur au
visage, cuissons et picottemens dans les yeux , mouvemens con-

vulsifs dans quelques muscles de la face, fourmillemens dans
la paume des mains et à la plante des pieds, jusqu'au bout des
doigts et des orteils ; difficulté pour parler, grincemiens de dents
pendant le sommeil, froid habituel aux membres inférieurs, assoupissement aussitôt après les repas, diminution ou extinction
de la voix, paralysies partielles, momentanées ; saignemens de nez
spontanément ou en se mouchant, surtout vers l'âge de cinquante
ans ; sensibilité généralement émoussée, lenteur et faiblesse de
toutes les fonctions physiques et morales, sommeil profond,
interrompu quelquefois par des rêves pénibles et le cauchemar,
longues et bruyantes inspirations subites, pourtour des orbites
bleuâtre, conjonctive rouge, injectée ; une des commissures
des lévres souvent abaissée en dehors, constipation opiniâtre,
éternuemens fréquens, appétit irrégulier, maux de gorge, goût
de sang à la bouche, accablement général, comme si l'on avait
à supporter un poids très-incommode, propension continuelle
au repos, à l'inaction, lassitude et essoufflement après la plus
courte promenade.

Voici ce que dit BOERHAAVE, à l'égard des vieillards : « Ceux
» qui sont catarrheux, froids, humides, pâles, et disposés à
» l'enflure, sont très-sujets à l'Apoplexie ; on peut même pré-
» dire d'avance qu'ils en seront attaqués, quand on les voit oi-
» sifs, hébêtés, assoupis, se remuant avec peine et plus lente-
» ment qu'à l'ordinaire, sujets à des tremblemens, à des
» ronflemens profonds, au cauchemar ; quand leurs yeux sont
» pâles, gonflés, humides, obscurcis ; quand ils vomissent
» souvent de la pituite, ont des vertiges, sont hors d'haleine
» aux moindres mouvemens, ont les ailes des narines rétrécies ;
» enfin quand on remarque qu'ils sont remplis d'une viscosité
» gluante. »

Si les personnes qui tombent subitement en Apoplexie pou-
vaient exprimer ou se rappeler ce qu'elles ont ressenti la veille
ou quelques jours auparavant, l'on apprendrait que presque

toutes ont éprouvé des effets qui ne leur étaient pas ordinaires.

Madame la Marquise de Mérard de St.-Just, nous dit avoir eu à plusieurs reprises des palpitations extraordinaires, la veille du jour où une attaque subite d'apoplexie et de paralysie a failli l'enlever à ses amis et à la société, qui aujourd'hui retrouvent en elle son esprit, sa vivacité et son enjoûement accoutumés.

M. Mascrey, âgé de 25 ans, employé à la Chancellerie de France, passant rue de Richelieu (le 25 janvier 1826), tomba subitement, frappé d'apoplexie : on le transporta dans un hôtel voisin d'où l'on m'envoya chercher ; il fut saigné à l'instant même ; revenu un peu à lui, je le fis conduire à son domicile, place Vendôme : il me fit comprendre que dans la matinée, il avait ressenti de vives douleurs dans la région du cœur, comme s'il eût été percé de coups de canif.

M. le Marquis de Cugnac de Dampierre, eût une attaque d'Apoplexie, à l'âge de 82 ans : nous apprîmes que trois ou quatre jours auparavant, il avait perdu l'ouïe subitement.

Il est cependant constant que certains individus sont frappés d'Apoplexie foudroyante, sans avoir ressenti le moindre symptôme précurseur ; il est bien rare qu'alors, il n'existe pas chez eux une constipation plus ou moins opiniâtre.

La première indication à remplir chez les personnes disposées à l'Apoplexie, est de remédier à la constipation ou de la prévenir : rien n'est plus convenable, dit M. PORTAL, pour détruire la tendance à l'assoupissement, ou le dissiper, qu'une douce irritation du canal intestinal. On obtiendra très-avantageusement cet effet à l'aide des PILULES INDIENNES. L'étendue de nos relations à Paris et avec la Province, nous apprend que toutes les personnes qui en font usage, en éprouvent le plus grand bien. Le tempérament de plusieurs a été modifié très-heureusement par la diminution sensible d'un embonpoint considérable. Les PILULES conviennent surtout lorsque la pléthore ou congestion paraît absolument locale, et avoir son siège au cerveau; on ferait précéder une saignée, s'il y avait imminence d'une attaque prochaine , avec un pouls plein et fort; on appliquerait des sangsues au fondement ou à la vulve , s'il y avait disposition hémorroïdaire ou suppression des règles; observant toutes fois , que les saignées réitérées disposent singulièrement le corps à une nouvelle pléthore : du reste , la plus grande sobriété , l'éloignement de toutes les causes exposées plus haut ; se coucher de bonne heure , l'estomac vide et la tête élevée , le cou dégagé de tout lien ; se lever matin , et faire beaucoup d'exercice, ne pas se laisser aller au sommeil après le repas , manger peu de viandes et surtout de viandes noires : prendre en général peu de nourriture et délayer beaucoup ; éviter le froid aux pieds , activer la circulation vers les parties inférieures en les frictionnant ; boissons acidules , rafraîchissantes , petit-lait , limonade, eau de poulet, pour seconder l'effet des PILULES.

DISPOSITIONS A LA PULMONIE.

La pulmonie est une maladie extrêmement commune, et qui chaque jour semble le devenir davantage; elle détruit un cinquième de la population; elle est un des plus grands fléaux de l'humanité, fléau d'autant plus redoutable, que quand elle est arrivée à un certain degré, elle est généralement regardée comme incurable. Nous pouvons cependant affirmer avoir soigné beaucoup de personnes condamnées à en être victimes , et dont nous voyons la santé se fortifier sensiblement de jour en jour. Notre intention ici est seulement de faire connaître tous les signes qui annoncent qu'on en est menacé, ainsi que les moyens propres à la prévenir ou à arrêter dès l'origine les progrès d'une maladie qui moissonne dans sa fleur une grande partie de la population , met continuellement la patrie en deuil, et ravit sans pitié les plus belles espérances et le soutien des familles.

Les causes prédisposantes de cette maladie se trouvent parmi toutes celles qui tendent à l'énervation ; la jeunesse y est plus sujette que les autres âges ; les femmes y sont plus disposées que les hommes. La Pulmonie est plus commune dans les climats chauds, dans tous les lieux où l'air est humide, malsain, dans les grandes villes, chez les nations dont les mœurs sont corrompues, et qui, au milieu du luxe et de l'opulence, traînent les débris à peine vivans d'une santé misérable. « Les grandes cités, dit J. J. Rousseau, sont les gouffres de l'espèce humaine ; au bout de quelques générations il faut les renouveler, et c'est la campagne qui fournit à ce renouvellement. » Les individus faibles sont plus disposés à la Pulmonie que ceux qui sont robustes, et qui pourtant n'en sont pas toujours à l'abri. Les tempéramens qu'elle atteint le plus souvent, sont les sanguins, nerveux et lymphatiques : quoique la Pulmonie soit communément acquise, elle a un caractère éminemment héréditaire : on la voit frapper dans une même famille les individus entre lesquels les rapports de ressemblance sont les plus marqués, soit avec les parens qu'on a perdus, soit avec ceux que l'on conserve : on remarque alors que les enfans naissent avec une complexion délicate, des membres grêles, une physionomie heureuse, une sensibilité exquise, des yeux tendres dont le blanc tire sur le bleu, la peau fine et blanche, un beau teint, les joues irrégulièrement colorées, un son de voix aigre et flexible. Dans la première jeunesse ils sont sujets à des frayeurs nocturnes, à des quintes de toux, aux convulsions, à une espèce d'étranglement qui suspend momentanément la respiration. Ils grandissent beaucoup à l'âge de sept à huit ans, ont des saignemens de nez, et les facultés intellectuelles très-développées. Relativement à l'influence des professions, la Pulmonie atteint en général les personnes qui manient des oxides minéraux, des acides, des sels, qui vivent dans une atmosphère chargée de matières pulvérulentes, de gaz méphitiques; qui, pour travailler, restent long-temps dans une position gênante pour la poitrine; qui sont sédentaires, respirent des odeurs fortes, s'exposent continuellement à l'eau froide, à l'humidité, qui vivent dans des lieux bas et marécageux.

Nous ajouterons à toutes ces causes ou influences les alimens de mauvaise nature, les mets échauffans, épicés, l'excès des plaisirs de l'amour, les inquiétudes, les veilles prolongées, les passions tristes, les inclinations ou vocations contrariées, les attachemens qui ne sont pas partagés, les chants forcés, la déclamation, l'administration inconsidérée de certains médicamens, et surtout des préparations mercurielles, les changemens sensibles et subits de température; les bains froids, des boissons à la glace, le corps étant échauffé ou en sueur, les vétemens légers pris trop tôt après l'hiver, et quittés trop tard après la belle saison; toute répercussion d'éruption ou de sueurs partielles des mains ou des pieds, des hémorragies fréquentes, l'abus de soi-même par les attouchemens, les boissons alcooliques, le vin pur, le café; le transport de toute substance irritante sur les poumons, la fréquence des rhumes ou maux de gorge, la suppression d'une évacuation habituelle, telle que celle des règles, d'un flux hémorroïdal, de saignemens de nez, la disparution subite des fleurs blanches, des suites de couche, la suppression d'un séton, cautère, vésicatoire; un allaitement trop long-temps prolongé; la répercussion d'un principe dartreux, scrofuleux, cancéreux, rachitique, goutteux; l'exercice forcé à la course, au saut, à la danse, tous les efforts portant sur la poitrine; le maillot chez l'enfant, les corsets, chez les jeunes personnes dont la poitrine se développe et dont le tempérament se forme. L'époque de la première apparition des règles est un terme décisif pour hâter ou retarder la tendance à la Pulmonie : si le sang se porte abondamment vers la poitrine, une phtisie aiguë peut conduire rapidement au tombeau. Les règles arrivent en général avec facilité chez les filles bien constituées.

L'air agissant librement sur les poumons, on peut en quelque sorte prononcer sur le bon ou le mauvais état de la poitrine d'après les effets des constitutions atmosphériques ; si la poitrine est délicate et sèche, on se trouve bien dans les saisons humides, chaudes, dans les pays méridionaux ; et l'on souffre dans les temps secs et froids, dans les pays septentrionaux. On estime, au contraire, qu'il existe une faiblesse, un état lymphatique des poumons, par le calme que procure une température vive sèche, tandis qu'un air gras et humide cause des étouffemens, des angoisses, et des difficultés de respirer : toutes les personnes qui ont la poitrine sèche et délicate en souffrent beaucoup dans les étés secs et surtout dans les temps orageux ; c'est principalement dans cette saison que la Pulmonie se déclare. Il est une sorte de Pulmonie déterminée par la toux, et qui se déclare l'hiver ; elle attaque le plus souvent les jeunes gens délicats, dont le sang est âcre et échauffé, qui en crachent en toussant, et qui se sont excités par le café, le vin ou les liqueurs. La Pulmonie est souvent aussi le résultat de maladies aiguës, telles que fluxions de poitrine, pleurésies, rhumes répétés ou négligés, toux opiniâtres, asthmes, vomiques ; des plaies de poitrine et de la dégénération des affections nerveuses mélancoliques.

Chez les personnes disposées à la Pulmonie, le désir du mariage est prématuré, les passions sont vives ; il existe une grande propension à la lascivité, une chaleur ardente du système génital, des bouffées de chaleur vers la poitrine, de la fatigue pour le moindre excès. Les liqueurs et le café causent des anxiétés, une petite toux sèche, de la chaleur dans le gosier ; on observe dans la jeunesse, le flux hémorroïdal, des crachemens de sang, des fluxions catarrhales vers la tête, des engorgemens aux glandes du cou, des rhumes de cerveau, de poitrine, des maux de gorge, et la constipation.

A un âge plus avancé , de vingt à trente-cinq ans , on est très-exposé aux inflammations de poitrine pour des causes même peu actives. Enfin , à l'âge mûr , et surtout dans la vieillesse , les poumons sont souvent atteints d'une faiblesse relative ; ils dépérissent les premiers et entraînent la perte de tout le corps.

Les principaux caractères de la Pulmonie déclarée , se tirent d'une fièvre lente qui augmente sensiblement le soir , et immédiatement après les repas ; d'une lésion des organes de la voix, de douleurs permanentes et plus ou moins obscures dans la poitrine ; (j'ai observé cependant et soigné beaucoup de pulmoniques , qui respiraient très-librement , et ne ressentaient aucune douleur dans cette région) ; des sueurs nocturnes partielles, surtout à la tête , au cou , à la poitrine ; enfin , d'une toux plus ou moins prononcée matin et soir , avec expectoration d'une matière purulente ou muqueuse ; enrouement, maux de gorge, rougeurs des pommettes , insomnie et amaigrissement qui fait des progrès rapides.

L'habitude extérieure du corps , fournit des indices d'une disposition à la Pulmonie : cou long , membres grêles , poitrine étroite , serrée , omoplates saillantes , dos un peu voûté par l'arrondissement ou l'évasement des épaules ; (nous avons observé que beaucoup de phtisiques ont une épaule plus élevée que l'autre), taille haute , mince et svelte , peau blanche et molle , pommettes colorées d'un rouge vif et purpurin ; mais par vergeture et comme par stries, éternuemens fréquens , voix sonore et comme creuse dans un corps grêle , dilatation de la pupille, couleur blanc de lait des dents, maigreur, faiblesse , indolence , peu de barbe chez les hommes : chez les sujets des deux sexes, les cheveux et les poils sont clair-semés , blonds ou châtains clairs ; les femmes ont les clavicules saillantes et les seins peu développés. Sensibilité très-vive , susceptibilité extrême à ressentir toutes les impressions extérieures , lassitudes spontanées même après un sommeil paisible ; toux d'irritation

pour des causes légères , telles que le vent , la fumée la
poussière : douleur sourde de la poitrine avec petite toux sèche
si l'on va le soir au frais et au serein; saveur douceâtre de la
salive ou un goût de fer à la bouche ; spasme ou anxiété , si l'on
éprouve du froid aux pieds ; haleine forte , abondance de cra-
chats muqueux le matin , quelquefois avec des filets de sang ;
malaise , inquiétudes vagues , bouffées de chaleur prenant l'apparence de petits accès de fièvre presque imperceptibles , et
qui augmentent dans les temps d'orage : douleurs entre les
épaules , picottemens dans le dos , chaleurs brûlantes des mains,
palpitations , oppression, essoufflement et sueurs par la moindre
fatigue et surtout en montant.

. Les moyens propres à combattre les dispositions à la Pulmonie , varient selon qu'elles coïncident avec une excitation
inflammatoire , une irritation nerveuse , ou bien avec un état
lymphatique, pituiteux de la constitution : cette distinction est de
la plus grande importance; on reconnaîtra la première de ces
dispositions aux caractères suivans : habitude délicate du corps,
membres grêles , constitution sèche , nerveuse ; chaleur et maigreur , poitrine étroite ou vicieusement conformée , originaire-
ment ou accidentellement ; haleine courte au plus léger exercice , mélancolie , irritabilité excessive , impatiences , ardeurs
génitales , passions vives , chaleurs brûlantes à la paume des
mains , oppression, crachemens de sang , anxiété , malaise
inexprimable quand l'atmosphère est chargée d'électricité.
L'autre disposition que nous appelons lymphatique , coïncidera
avec ce tempérament; des chairs molles, quelquefois beaucoup
d'embonpoint et même une poitrine développée , pâleur de la
peau ; douleur gravative de la tête et de la poitrine , expectoration muqueuse , et rhumes de cerveau : sensibilité obtuse ,
somnolence , apathie , indifférence pour les plaisirs et toute espèce de jouissances ; respiration laborieuse , lors de quelque
exercice forcé ; quintes de toux qui augmentent par l'usage des

excitans , des boissons froides ; assez souvent il y a apparence de scrofules ou écrouelles.

On opposera à la première de ces dispositions , c'est-à-dire celle où il existe un état d'irritation dominante , un air humide et chaud, l'habitation des lieux bas , des alimens adoucissans , le laitage , les viandes blanches , les farineux, le gruau d'orge , d'avoine , la crême de riz , le vermicelle , les légumes frais, les boissons douces , le petit lait, l'eau d'orge , de gruau , de veau , de poulet , le cidre , les émulsions , le vin pris sobre-ment , des exercices modérés , le calme de l'esprit et des passions.

Dans la seconde disposition , c'est-à-dire celle où il y a un état lymphatique et inertie , on recherchera l'air sec et vif du matin , les lieux élevés; on fera des frictions sèches matin et soir et en sortant du bain , avec une brosse anglaise, ou de la flanelle ; on suivra un régime substantiel : viandes noires , lé-gumes secs , végétaux aromatisés , ragoûts , vin généreux , thé, café et punch légers, liqueurs douces , chocolat à la vanille, infusions amères , aromatiques, le tout avec modération : tous les exercices du corps , l'équitation , le chant, la déclamation , l'activité de l'esprit et de l'âme conviendront parfaitement.

On regarde comme nuisibles dans toute disposition quelconque à la Pulmonie , les transitions subites de la température atmos-phérique , l'impression du froid humide quand le corps est échauffé , les grands froids et les fortes chaleurs : l'automne est moins dangereuse pour les pulmoniques irritables, c'est-à-dire avec excitation , le printems est aussi moins funeste aux sujets lymphatiques. On évitera dans les deux cas, la malpropreté , les vêtemens trop serrés, toute compression de la poitrine , sa nudité et celle des bras chez les femmes; les bains froids ou les bains trop chauds , et de trop longue durée; les bains en géné-ral ne conviennent aux pulmoniques que comme moyen de pro-preté; l'usage des cosmétiques qui peuvent répercuter certaines éruptions, ou arrêter la transpiration; les alimens d'une digestion difficile, l'abus de boissons quelconques, des excitans, ou des délayans, les fortes sensations et affections de l'âme, les chagrins, les travaux excessifs, toutes contentions d'esprit, sont autant de choses nuisibles, ainsi que l'abus des plaisirs et des jouïssances.

Les fruits bien murs, crus ou cuits conviennent généralement, ainsi que la lecture à haute voix, l'exercice en voiture, les voyages sur terre et une occupation mécanique; on choisira des habitations au midi . on couchera seul, dans des pièces bien aérées, sans alcove ni rideaux.

Les dispositions à la Pulmonie peuvent se rencontrer chez des sujets qui offrent un tempérament mixte, c'est-à-dire lymphatique-sanguin ou lymphatique-nerveux, et qui ont alors beaucoup de peine à se connaître eux-mêmes, et à se gouverner en conséquence.

L'étude particulière que nous avons faite des tempéramens, nous met souvent en rapport avec de tels sujets, auxquels nous conseillons avec beaucoup d'avantage une méthode mixte, une combinaison heureuse des excitans, des calmans et des délayans, selon qu'il y a prédominance des symptômes d'irritation ou d'inertie; c'est la méthode dont nous avons parlé au chapitre qui traite de l'état nerveux.

L'indication urgente est de combattre la tendance au mouvement fluxionnaire qui se fait continuellement vers la poitrine; les purgatifs sont un moyen heureux d'opérer cette révulsion, conséquemment à ce grand principe *ubi stimulus, ibi fluxus;* HIPPOCRATE recommandait des purgatifs énergiques, SYDENHAM agissait de même : quant à nous, nous n'adoptons pas ces moyens actifs, mais nous affirmons que l'usage des PILULES INDIENNES est un puissant secours pour modifier, changer l'état fluxionnaire, en le déplaçant, en l'appelant vers les intestins et entraîner au dehors les saburres glaireuses que le vice des digestions engendre souvent dans un pareil état : on y trouvera de plus l'avantage de combattre la constipation qui occasione des symptômes nerveux des plus pénibles, et celui de ranimer l'action languissante de tous les organes, chez les individus qui présentent la disposition que nous avons appelée lymphatique ou pituiteuse. On s'abstiendra des PILULES, toutes les fois que le pouls sera plein et dur, qu'il existera une chaleur vive vers le bas-ventre, de l'anxiété et une agitation générale. Nous ne pouvons trop recommander aux personnes qui toussent et ont l'estomac faible, une GELÉE DE POMMES AU LICHEN (*qui se prépare à la pharmacie* COLBERT, *galerie Colbert.*)

Quant à la saignée, nous la croyons utile chez les individus sanguins, lorsqu'il y a beaucoup de chaleur à la poitrine, crachement de sang et suppression des règles : une petite saignée du bras est alors très-convenable ; on préfère quelquefois les sangsues au fondement, surtout s'il y a une disposition hémorroïdaire.

DISPOSITIONS A L'HYDROPISIE.

L'Hydropisie est un amas contre nature de sérosités ou de fluides aqueux dans différentes parties du corps.

Sa cause prochaine doit être attribuée au relâchement général des viscères, notamment à une faiblesse particulière des vaisseaux artériels, veineux ou lymphatiques. L'Hydropisie, et surtout celle du ventre, est souvent produite par une pléthore considérable qui résiste trop à l'action des vaisseaux, de là vient qu'elle est si commune chez les femmes, après cinquante ans, lorsque le flux menstruel s'arrête. Une autre cause non moins fréquente, est une boisson d'eau froide, lorsque les viscères ont été échauffés par un exercice violent ; tel est le cas des moissonneurs et des voyageurs.

L'Hydropisie est souvent la suite d'obstructions, d'engorgemens du bas-ventre, de l'abus des liqueurs spiritueuses, de l'eau-de-vie surtout : ce qu'il y a cependant de singulier, c'est que les goutteux et les grands buveurs tombent dans cet état, lorsqu'après avoir fait usage de liqueurs fortes, ils se réduisent à l'eau pour toute boisson. Les principales causes de l'Hydropisie sont les peines d'esprit et le chagrin, dont le propre est d'affaiblir les viscères et les fibres motrices, de ralentir la circulation du sang et de supprimer toutes les excrétions. L'abus des délayans, un état de langueur habituel, les lieux marécageux, l'impression continue d'un air froid et humide, une nourriture malsaine, l'abus des saignées, le défaut d'exercice, la suppression de certains émonctoires, tels que cautères et vésicatoires; des hémorragies, des pertes, tout ce qui peut supprimer la transpiration, tout état de cachéxie par diverses altérations des humeurs vénériennes, scorbutique, scrofuleuse, rhumatismale, dartreuse, psorique, etc., la chlorose (*pâles couleurs*), de longues dyssenteries ou diarrhées, certaines répercussions dans des maladies éruptives; des fièvres intermittentes prolongées, sont autant de causes des Hydropisies.

Les personnes d'une stature élevée deviennent plus facilement hydropiqués, et en général guérissent avec plus de peine.

Les caractères généraux qui annoncent les dispositions assez prochaines à l'Hydropisie sont : un état de faiblesse, de lassitude dans tous les membres, tristesse habituelle, pâleur générale de la peau, et surtout des lèvres, des gencives, de la caroncule lacrymale; bouffissure de la face, ou seulement des paupières et avec apparence de saleté, comme terreuse; blancheur extrême, ou quelquefois un peu bleuâtre de la conjonctive, entièrement dépourvue de ses vaisseaux sanguins : enflures passagères et partielles, surtout vers les jambes, les pieds et les malléoles ou chevilles. Cette enflure laisse la marque de l'impression du doigt : elle est plus forte le soir que le matin; essoufflement au moindre mouvement, faiblesse du pouls;

le sang est en général clair, pâle et séreux : peau sèche, décolorée et flasque, respiration gênée, palpitations fréquentes ; faiblesse et abattement plus marqués après le sommeil ; lenteur dans l'exercice de toutes les fonctions, et surtout de la digestion ; diminution de la transpiration et des urines, apathie, engourdissement, surtout chez les personnes replètes ; soif, flatuosités, pesanteurs dans les membres ; les urines deviennent souvent briquetées. Lorsque tout annoncera la replétion, un relâchement général, on cherchera à donner plus de consistance aux liquides, et à augmenter le ressort des solides. On choisira de préférence pour régime, le pain bien cuit, les viandes rôties et grillées, les œufs, les légumes qui ne sont ni venteux ni froids, tels que la plupart des racines, comme les carottes, scorsonères, asperges, céleri, artichauts, purée de de fèves, de lentilles, poisson frits, écrevisses, fruits cuits avec du sucre et un peu de canelle ; on évitera les alimens de difficile digestion, la graisse, les gros légumes, les crudités, l a salade et la pâtisserie : on boira le moins possible, et d'un vin léger, pur ou trempé : on délayera davantage s'il existe beaucoup de chaleur et d'acrimonie ; on insistera sur les infusions aromatiques lorsque le relâchement sera plus marqué. Les PILULES INDIENNES conviendront toutes les fois que la faiblesse ne sera pas très-grande, que la langue sera chargée, que l'on sera tourmenté par la bile ou les glaires, ou bien lorsque les personnes replètes seront très-engourdies, apathiques, mélancoliques, ou présenteront de l'engorgement vers les jambes. Les frictions sèches produiront de bons effets, mais non pas lorsqu'il existera une grande faiblesse. Les PILULES INDIENNES conviendront encore si les dispositions aux Hydropisies proviennent du séjour dans des lieux humides, ou bien d'une mauvaise nourriture ; on y associera l'usage des amers, on respirera un air pur et sec : les délayans et la saignée ne conviendront que quand il y aura un état pléthorique, un sang riche et épais, la fibre forte et roide, avec une suppression des règles, ou d'un flux hémorroïdal. La compression des jambes par des guêtres, dans le cas d'enflure, est très funeste. On conçoit que beaucoup de symptômes devront être combattus par l'éloignement de toutes les causes que nous avons indiquées. La flanelle sur la peau et l'exercice sont en général convenables.

EFFETS ET DANGERS DE LA CONSTIPATION.

La constipation est souvent habituelle chez les personnes sédentaires, d'un tempérament chaud, sec et nerveux : on ne doit jamais chercher à y remédier quand elle n'entraîne aucun désordre dans la santé. Elle s'observe plus communément chez les femmes que chez les hommes ; elle est assez ordinaire chez les vieillards ; elle se manifeste sous l'influence des circonstances suivantes : la vie oisive, la négligence qu'on met à aller à la garde-robe, quand on en éprouve le besoin ; des sueurs abondantes, l'habitude de manger plus qu'on ne boit, l'usage des préparations opiacées, les alimens succulens, épicés et secs, ou trop froids ; les vins rouges âcres, les occupations de bureaux, les travaux de cabinet, toutes les professions qui forcent à rester assis et sédentaire ; l'exercice prolongé à cheval ou en voiture, l'habitude de rester trop long-temps au lit et de s'y trop couvrir : chez les vieillards elle est l'effet de l'inertie des intestins, et non d'un excès de chaleur comme on le croit communément.

Les maux variés et nombreux causés par la constipation, lorsqu'elle est accidentelle, sont : des douleurs et pesanteurs de tête, bouffées de chaleur au visage, vertiges, éblouissemens, bourdonnemens d'oreilles, rougeurs vers les yeux, teint échauffé, couperosé, boutons au visage, perte d'appétit, ou appétit capricieux ; soif vive, nausées, dégagement de beaucoup de vents, aigreurs, sentiment de pesanteur et de tension du ventre ; maux de reins, coliques, hémorroïdes, oppressions, palpitations, état vaporeux, idées sombres, confuses, humeur noire et mélancolique, mémoire embarrassée, anxiété; tristesse, irascibilité, mauvaise humeur, sommeil agité, courbature, propension au repos, chaleur d'entrailles et quelquefois inflammation de bas-ventre, fleurs blanches, suppression des règles, apoplexies, paralysies, aliénations mentales, monomanie et suicide. Les urines abondantes pendant la nuit, sont un signe de constipation.

Chez les vieillards, on observe de violentes douleurs de ventre, des vomissemens, un état de fièvre lente, et souvent la gangrène des intestins et la mort : les efforts inouis qu'on fait pour aller à la garde-robe, peuvent donner lieu à des apoplexies, des hémorragies nasales, et des hernies. Nous avons été appelé au mois de novembre 1812, auprès de M. de St.Ch***, aide-de-camp du maréchal M. ***, qui en montant à cheval, tomba étendu sans connaissance, et resta dans cet état près d'une heure; nous le trouvâmes couvert d'une sueur froide, avec une oppression extrême, la face d'un rouge pourpre, et le corps immobile ; il fut saigné à l'instant même ; il eût une salivation des plus abondantes, qui nous étonna : les accidens apoplectiques disparurent presque complètement dans l'espace de vingt-quatre heures, et le malade nous dit le lendemain, que le matin même du jour de cet événement il avait fait, pendant plus d'une heure, des efforts inouis pour aller à la garde-robe, et qu'il avait eu des bouffées de chaleur au visage toute la matinée (1)

On voit presque toujours aussi les affections dartreuses être accompagnées de constipation : nous soignons en ce moment une jeune dame d'un tempérament lymphatique, à laquelle nous avons conseillé les PILULES INDIENNES, pour une suppression qui occasioné un état érysipélateux très-violent, à la figure;

___

(1) Ce jeune et brave officier périt couvert de gloire à Waterloo.

cette dame, pour sortir promptement de cet état, crut devoir outre-passer nos conseils, relativement à la dose de PILULES prescrite ; elle s'est donnée une diarrhée considérable qui a durée près de quinze jours ; ses règles ont reparu, et une dartre très-vive qu'elle avait au pli de l'aine, a complètement guérie. Cette dartre s'était déclarée depuis l'époque d'un sévrage qu'elle fit inconsidérément et sans prendre la moindre purgation : un sentiment de pudeur l'avait empêchée d'en parler à son médecin ordinaire, et nous même ne l'avons appris qu'après sa guérison. Cette observation nous paraît féconde en réflexions sur la nature de l'état dont nous avons parlé plus haut, sous le nom d'humeur laiteuse. (*Lait répandu*).

Il convient pour remédier à la constipation, d'user d'alimens aqueux, relâchans, rafraîchissans, de légumes, de fruits cuits, de faire de l'exercice avant et après les repas, de préférer le pain de seigle à tout autre, de boire deux ou trois verres d'eau fraîche, le matin à jeun, de la bière légère, ou de l'eau rougie aux repas ; du vin de Bourgogne de préférence à celui de Bordeaux, de faire des promenades à pas lents et en plein air ; le lait froid, le laitage, le petit lait, l'eau de veau, de poulet, l'eau miellée, le beurre frais, les alimens huileux, les bains tièdes et mucilagineux sont convenables : on évitera le vin pur, le café, les liqueurs et les veilles : les PILULES INDIENNES sont le meilleur remède qu'on puisse employer pour vaincre la constipation, en les prenant à dose suffisante pour avoir seulement une ou deux garde-robes tous les jours, jusqu'à ce qu'on éprouve un parfait soulagement.

PRÉCEPTES POUR AUGMENTER OU DIMINUER L'EMBONPOINT.

Le trop grand embonpoint suppose toujours une Pléthore excessive, et cependant il est démontré que les personnes très-

grasses ne supportent pas bien la saignée : « La proéminence
» du ventre chez les adultes , annonce des dispositions aux
» obstructions dans les viscères abdominaux, obstructions dont
» ils périssent. » (Portal , Anatomie médicale). L'augmenta-
tion dans le volume du ventre est surtout sensible de 45 à 5o
ans ; ce volume va jusqu'à l'excès parmi ceux qui mangent beaucoup ou qui mangent des alimens trop succulens et ne font aucun exercice ; aussi rien n'est plus favorable à ceux qui prennent des années que d'avoir le ventre peu saillant et maigre.

Chez les hommes qui s'exercent violemment, l'embonpoint est
dangereux , s'il est extrême ; car ne pouvant garder un équilibre stationnaire , ni se perfectionner davantage , la santé doit
se détériorer. Il faut donc, sans délai, diminuer cet embonpoint, afin que le corps recommence une nutrition nouvelle.
(Hipp. Aph. 3 , §. I. , trad. P.

Les corps naturellement replets sont plus exposés aux morts
subites que les corps grêles.

Pour parvenir à diminuer l'embonpoint , on aura une manière de vivre austère , on suivra un régime qui sera de nature
à donner peu de matière nutritive , et qui alors sera presqu'entièrement végétal; on arrosera les alimens (viandes ou légumes),
avec du jus de citron, et l'on se gardera bien d'en boire de pur,
ou du vinaigre , ainsi que le font inconsidérément tant de personnes qui se détruisent l'estomac avec de tels moyens. L'on ne
vivra autant que possible que de lait ; l'obésité ne permet guère
l'activité du corps , qui est néanmoins un des moyens les plus
efficaces , en accélérant la circulation du sang : quelque pénible
qu'il paraisse à certaines personnes de s'y livrer , nous en
avons vu cependant de très grasses , parvenir à supporter
l'exercice en le tentant d'abord avec beaucoup de modération ,
et en l'augmentant par degrés et fort lentement ; mais il faut en
même temps persister avec constance dans cette tentative. Les
Pilules Indiennes en vertu des principes savoneux qu'elles
contiennent , sont employées avec le plus grand succès, comme

fondantes et résolutives, (deux à chaque repas peuvent suffire).
On boira matin et soir deux ou trois tasses de thé, auxquelles
on ajoutera du jus de citron. Il faut peu dormir, ne pas manger
le soir et se lever matin : les personnes qui ont la fibre lâche,
une graisse abondante, supportent plus long-temps la faim que
les personnes maigres ; HIPPOCRATE conseille à celles qui veu-
lent devenir minces, de faire leur besogne pénible étant à jeun ,
de se mettre aux repas étant encore essoufflées , sans se reposer,
ni se raffraîchir, commençant par boire du vin trempé qui ne
soit pas très-frais ; il conseille aussi des mets épicés et gras, afin
qu'étant plus tôt rassasié l'on mange moins ; de faire un seul repas
dans les vingt-quatre heures et de ne pas coucher mollement. Il
est un moyen dont nous avons obtenu très-souvent les plus heureux résultats, concurremment avec l'usage des *pilules indiennes;*
ce sont des bains chauds , pris deux fois la semaine, et dans lesquels on fait dissoudre quatre onces de nitrate de potasse en
poudre, pour obtenir d'abondantes évacuations d'urine : on fera
bien aussi de se soutenir le ventre avec une ceinture. Le café,
les liqueurs , prises avec modération , les boissons aromatiques
chaudes , comme sudorifiques, sont très-convenables.

La MAIGREUR consiste dans une trop grande sécheresse de la
fibre et dans le défaut particulier d'huile dans le tissu cellulaire.
La grande sécheresse de la fibre supposant aussi un défaut de
fluide dans les vaisseaux, il en résulte, suivant son degré, une
diminution proportionnelle de la masse de tout le corps. Les
personnes maigres naturellement, vivent en général plus long-
temps que celles qui sont très-grasses.

La MAIGREUR peut être occasionée, entretenue ou augmentée par des causes infiniment variées , telles que des alimens en
quantité insuffisante , ou trop peu substantiels, ou trop succulens; des digestions difficiles ou trop actives, des obstacles au
passage du chyle dans le torrent de la circulation , par suite
d'un engorgement dans les glandes du mésentère , ce qui s'observe fréquemment chez un grand nombre d'enfans et de jeunes

gens; des évacuations excessives par différentes voies; telles que l'humeur trop abondante d'un cautère, d'un vésicatoire, des sueurs excessives, un allaitement trop long-temps prolongé, de longues diarrhées, des pertes de sang considérables; un air mal sain, de fortes chaleurs, les liqueurs alcooliques, le café, les mets épicés, les veilles, le jeu, les peines d'esprit, certains virus introduits dans le sang, les maladies organiques et toutes les jouissances qui énervent; l'exercice ou l'activité immodérés, en accélérant la circulation, est une cause fréquente d'amaigrissement : la transpiration s'en trouve augmentée, et par conséquent une plus grande quantité de matière nutritive se trouve détournée ainsi que les fluides en général, ce qui est cause que l'huile manque dans le tissu cellulaire.

Les personnes *maigres* adopteront une nourriture animale, composée particulièrement de viandes rôties ou gélatineuses, de daubes sans trufes, feront plusieurs petits repas dans la journée, mangeront le moins chaud possible, elles boiront beaucoup d'eau rougie ou une bière légère, éviteront le vin pur, le café et les liqueurs, rechercheront les œufs, le chocolat, beaucoup de fruits, des farineux, du poisson d'eau douce : les légumes herbacés contiennent peu d'huile, et par conséquent ne sont pas convenables. Elles s'abstiendront de toutes crudités et salaisons.

Hippocrate recommande de restaurer lentement (avec les décoctions des farineux coupées avec du lait) ceux qui sont devenus maigres peu-à-peu, au bout d'un long espace de temps ; de restaurer promptement, au contraire, ceux qui ont été réduits à une grande maigreur en peu de temps : les consommés, les viandes succulentes, les analeptiques stimulans leur conviennent.

Nous conseillons en général avec beaucoup d'avantage, aux personnes maigres, l'eau de gruau légèrement vanillée, coupée avec un tiers de lait et sucrée, ainsi que des bains mucilagineux ou gélatineux; le laitage leur est généralement avantageux, excepté lorsqu'elles éprouvent des douleurs de tête, du gonflement dans les hypocoudres, accompagné de borborygmes (1), ou lorsqu'elles sont habituées à boire du vin.

Hippocrate leur recommande encore de ne rien faire de pénible ayant l'estomac vide, peu d'exercice, un séjour prolongé au lit, d'éviter les veilles et tout ce qui énerve, de marcher d'un pas lent et de suivre un régime adoucissant

Les personnes maigres liront avec intérêt le chapitre qui traite de l'état nerveux; elles y verront dans quelles circonstances elles peuvent faire usage des *pilules indiennes;* elles auront en tout point une manière de vivre entièrement opposée à celle que nous avons conseillée aux personnes surchargées d'embonpoint; elles éviteront tout ce que nous avons indiqué comme cause d'amaigrissement; elles se serviront avec infiniment d'avantage de l'*essence névrophile* (2). On conçoit facilement que quand la maigreur sera causée ou entretenue par un état maladif, une affection organique quelconque, c'est du traitement de cette affection qu'il conviendra de s'occuper.

---

(1) On appelle borborygmes, un bruit occasioné dans le ventre par la présence des vents.

(2) Cette Essence, composée des ingrédiens les plus balsamiques et les plus fortifians qui existent, convient à toutes les personnes maigres, énervées, délicates ou convalescentes : on s'en frotte tout le corps matin et soir, en en répandant sur un morceau de flanelle. Elle est aussi très-recherchée pour tous les soins qu'exigent la propreté et la toilette : on en verse dans de l'eau autant qu'on mettrait d'eau de Cologne. Deux cuillerées à bouche, ajoutées à un bain, le rendent très-adoucissant, lorsqu'on a la peau sèche et farineuse. Employée presque pure en frictions, elle convient aux personnes qui ont les chairs molles : elle calme éminemment le système nerveux, soit qu'on l'emploie à l'extérieur, soit qu'on en ajoute quelques gouttes à une boisson sucrée. Nous en avons obtenu les résultats les plus heureux, employée en frictions chez les enfans énervés par les jouissances *solitaires,* ainsi que dans les paralysies, les douleurs rhumatismales, *certaines faiblesses locales,* les dispositions au rachitis et à la courbure de la colonne vertébrale chez les jeunes sujets, (L'Essence névrophile *se trouve préparée, d'après notre formule, à la pharmacie* Colbert, *galerie Colbert, à Paris.*)

****

RÉSUMÉ GÉNÉRAL

DES PROPRIÉTÉS DES

PILULES INDIENNES,

ET MANIÈRE D'EN FAIRE USAGE.

LES ingrédiens variés qui composent ces Pilules, ont chez les Indiens une très-grande célébrité : les journaux scientifiques, les ouvrages et les récits des naturalistes et des voyageurs apprennent que les Orientaux les mêlent à leurs alimens pour prévenir ou combattre beaucoup de maladies.

Nous voyons beaucoup d'Anglais et d'Allemands (partisans des purgatifs en général), employer les PILULES INDIENNES, préférablement à beaucoup d'autres préparations renommées qu'ils possèdent, reconnaissant qu'elles n'ont pas l'inconvénient d'être échauffantes , lorsqu'on en use convenablement.

1°. ELLES REMÉDIENT SOUVERAINEMENT A LA CONSTIPATION.

Les maux causés par la Constipation sont : des Douleurs et Pesanteurs de tête , Bouffées de chaleur , Vertiges , Éblouissemens , Tintemens d'oreilles , Rougeur des yeux , Teint échauffé , couperosé , Vents , Coliques , Maux de reins , Courbature , Vapeurs , Idées sombres et mélancoliques ; Mauvaise humeur , Anxiété , Douleurs dans les membres , Agitation : on voit des Aliénations mentales , des Apoplexies , des Suicides , déterminés par une constipation opiniâtre.

2°. ELLES RÉTABLISSENT L'ÉQUILIBRE DANS LA CIRCULATION.

En rappelant par un mouvement fluxionnaire de dérivation, les forces vitales vers le bas-ventre, et détruisant ainsi la tendance aux congestions vers la tête ou la poitrine; c'est ainsi qu'elles préviennent l'Apoplexie, les Saignemens de nez, les Crachemens de sang, les Fièvres cérébrales; rappellent les règles, et font cesser les Oppressions, les Palpitations, etc.

3°. ELLES ÉVACUENT LA BILE, LES GLAIRES, L'HUMEUR NOIRE (MÉLANCOLIQUE.) *Le Professeur* HALLÉ *a reconnu l'existence particulière de cette humeur, signalée par* HIPPOCRATE.

Nous allons préciser, par quelques uns de ses aphorismes qui sont autant d'oracles, les circonstances favorables à l'emploi de ces Pilules, comme purgatives.

Les maladies de réplétion, se guérissent en évacuant. HIPP. § II, aph. 22.

Les coliques, la pesanteur dans les genoux, les maux de reins sans fièvre, indiquent qu'il faut purger par le bas. HIPP. § IV, aph. 20.

Les évacuations noires et très-fétides, annoncent un grand besoin d'être purgé. HIPP. § IV, aph. 21.

Purgez copieusement les mélancoliques par le bas. HIPP. § IV, aph. 9.

Les femmes dont les règles donnent un sang pâle à des époque, irrégulières, ont besoin d'être purgées. HIPP. § V, aph. 36.

Purgez par le bas les sujets qui vomissent difficilement et ont un certain embonpoint. HIPP. § IV, aph. 7.

Tout convalescent qui ne reprend pas des forces, par défaut d'appétit, a besoin d'être purgé. HIPP. § II, aph. 7.

Les flux de ventre, marqués par des selles écumeuses, annoncent des pituites s'écoulant de la tête. HIPP. § VII, aph. 30.

Quand vous voulez purger, rendez les couloirs libres et faciles. HIPP. § II, aph. 9.

4°. ELLES DÉTOURNENT LES HUMEURS QUI TENDENT A SE FIXER.

C'est ainsi qu'elles sont employées avec le plus grand succès contre les Fleurs Blanches, les Toux Catarrhales humides et anciennes; l'Asthme, les Douleurs Rhumatismales et Nerveuses de la tête; la Migraine, les Boutons au visage, les Dartres, les Humeurs qui se portent vers les yeux ou vers les oreilles, et l'Humeur laiteuse. « Si quelques Fluides étrangers à la masse du sang dont ils » émanent, tels que la Bile et le lait y sont reportés, ils y deviennent » un principe de maladies. » (ALIBERT.) Un avantage inappréciable de ces Pilules dans toutes ces circonstances, c'est qu'elles remplacent les Vésicatoires et les Cautères, et entretiennent la fraîcheur du teint. Les Personnes replètes en font usage avec succès pour diminuer l'embonpoint : elles sont aussi très-efficaces dans l'Hydropisie.

5°. ELLES SONT STOMACHIQUES (*sans être échauffantes.*)

C'est ainsi qu'elles conviennent dans les Faiblesses d'estomac, les Vents, les Aigreurs. Elles réveillent l'action des organes digestifs chez les individus qui ont des engorgemens du bas-ventre, qui sont éminemment lymphatiques, pituiteux, dans un état d'apathie continuelle, et chez les jeunes personnes qui ont les pâles couleurs.

MANIÈRE DE FAIRE USAGE
DES PILULES INDIENNES.

Ces Pilules se prennent le plus ordinairement au moment des repas, dans des cuillerées de lait, de café, de chocolat, de potage, ou d'eau pure : on observera d'abord ce qu'elles produiront à la dose de trois à quatre par jour, l'augmentant autant qu'il sera nécessaire et progressivement, pour avoir deux ou trois garde-robes dans les vingt-quatre heures.

Il n'existe pas en médecine de système plus pernicieux que celui qui prescrit des évacuations considérables et fréquemment répétées : cette observation est de la plus grande importance.

Il suffira aux personnes tourmentées par la constipation , d'obtenir une garde-robe par jour , tant qu'elles éprouveront de la souffrance , ou du malaise : on s'en procurera trois à quatre, lorsqu'il s'agira d'évacuer des humeurs quelconques ou de détourner quelque congestion de la tête ou de la poitrine ; dans les dispositions à l'apoplexie, à l'hydropisie. Lorsqu'on les prendra comme stomachiques , elles ne doivent plus être purgatives ; deux à chaque repas peuvent suffire , continuées pendant un certain temps.

Lorsqu'on aura l'intention de se purger , on en prendra six à huit en se couchant , et autant le lendemain matin , à moins que les premières n'aient opéré suffisamment : les individus replets, ou pituiteux en useront en général à dose plus élevée : il faut avoir pour principe invariable d'en suspendre l'usage, du moment qu'on se sent soulagé. Certaines personnes les prennent régulièrement tous les mois, pendant cinq ou six jours de suite; d'autres pendant un jour seulement, deux fois la semaine. Nous en connaissons beaucoup qui s'entretiennent dans un état de santé et de fraîcheur habituelles , en en prenant une ou deux tous les matins et tous les soirs. Lorsqu'on en use pour la première fois, il convient assez de s'y préparer par des bouillons aux herbes, de l'eau de veau ou de poulet, de la limonade, de l'eau miellée ou du petit-lait ; de même aussi pendant qu'on en fait usage , il sera bon d'en seconder l'action, en prenant dans la journée, ou bien matin et soir , quelques tasses d'une boisson délayante, ne fût-ce que de l'eau rougie ou sucrée, ou du thé léger, si toutefois l'on n'est pas nerveux. Les jours où l'on voudra se purger , on les fera précéder et suivre d'un ou de deux lavemens : on peut à la rigueur s'en dispenser ; ces Pilules les remplacent en général avec beaucoup d'avantage ; aussi sont-elles précieuses pour les personnes qui voyagent.

D'après ce qui précède, chacun étudiera donc la dose qui conviendra à sa constitution : il ne faut pas en faire usage, seulement par motif de précaution, lorsqu'on est dans un état de santé parfaite ; ainsi, les personnes habituellement resserrées par tempérament, n'en useront pas, si la constipation ne détermine chez elles aucun malaise, aucune incommodité. L'emploi de ces Pilules sera de même contr'indiqué toutes les fois qu'il existera beaucoup de faiblesse, d'épuisement, d'excitation dans le système nerveux, de chaleur vers l'estomac ou le bas-ventre, un flux hémorroïdaire, des pertes chez les femmes, de la fièvre avec soif vive et sécheresse de la bouche ; les femmes en suspendront l'usage pendant le temps des règles.

Observation importante : Nous regardons comme l'œuvre du Charlatanisme, l'annonce de remèdes auxquels on attribue des propriétés universelles. Dans l'exposé que nous faisons des circonstances où les *Pilules Indiennes* conviennent, il est important de ne pas regarder comme maladies, ce qui n'en est que des symptômes ; et on se convaincra alors que c'est seulement en vertu des propriétés générales, rapportées à cinq chefs principaux, dans ce *Résumé*, que ces *Pilules* combattent beaucoup d'affections qui ne paraissent pas avoir entre elles le moindre rapport, et qui cependant ont un même principe.

www.ingramcontent.com/pod-product-compliance
Ingram Content Group UK Ltd.
Pitfield, Milton Keynes, MK11 3LW, UK
UKHW021450090726
13657UKWH00003B/1300